김지연 교수

- 일본 Kyushu Woman's College, University of Teacher Education Fukuoka 보건체육학석사, 성균관대학교 운동생리학 박사를 취득
- 현재 가천대학교 운동재활학과 조교수로 재직중이며, 한국운동재활학회 학술이사 등의 활발한 학술·연구 활동 진행 중
- 운동재활, 운동생리학, 스포츠영양학의 전공영역에서 노인 및 건강소외계층 건강실천 및 운동재활 활성화 연구 진행 중
- 2020년 교육부 인문사회우수성과 50선 선정. 운동재활 콘텐츠 저작권 등록, 근감소평가레포트 특허 출현

이문진 교수

- 경희대학교 체육학 석사, 고려대학교 체육학 박사를 취득
- 현재 가천대학교 운동재활학과 연구교수로 재직중이며, 고려대학교 사범대학 체육교육과의 겸임교수로 활동 중
- 운동생리학, 운동처방 및 트레이닝방법론의 전공영역에서 노인 및 지체장애인과 같은 신체적 약자들을 위한 자연과학적 연구 수행 중

성준영 교수

- 용인대학교 교육학 석사, 체육학 박사를 취득
- 현재 가천대학교 운동재활학과 연구교수로 재직중이며, 대한체력코치협회 교육이사로 활동 중
- 다학제 연구진과 공동연구를 진행 중이며, 운동생리학, 운동영양학 기반의 융·복합 연구를 지속적으로 수행 중

애드낸

근육과 두뇌, 그 놀라운 상호작용
근육테크를 위한 워크북

애드낸

들어가며

예전에는 쉽게 생각난 것들이 요즘에는 떠올리기가 힘들거나 말이 빠르게 나오지 않아 답답하신 날들이 자주 있으신가요? 나이가 들면서 우리는 체력뿐만 아니라 기억력도 약해져서 점차 깜빡깜빡하는 날이 많아지게 됩니다. 약속 시간을 기억하기 어려워지고, 길을 찾는 것도 어려워질 수 있습니다. 또한 무언가를 새롭게 배우고 이해하는 것은 더욱 어려워집니다.

이처럼 나이가 들면서 기억력이 저하되고 새로운 것을 배우기 어려워지는 것은 자연스러운 현상이지만 이를 그저 지켜볼 수만은 없습니다. 따라서 이 책에서는 노화를 적극적으로 관리하는 방법으로 "운동"을 선택하였습니다.

다양한 종류의 운동 중 근력 운동은 신체 건강을 유지하고 근육을 강화하여 일상생활에 필요한 기능을 향상시킵니다. 특히 노년기에 발생하는 근육량 감소를 줄이는 데 필수적입니다. 더불어 근력운동은 근육 내 면역물질의 분비를 촉진하여 뇌 건강과 인지 기능에도 긍정적인 영향을 미친다고 알려져 있습니다.

이러한 점을 고려하여, 이 책에서는 근육과 뇌가 연결되는 상호작용을 활성화하기 위해 운동기반의 인지 자극 워크북을 개발하였습니다.

이 책의 목표는 크게 3가지입니다. 첫째로는 근육의 사용법과 자극을 인지하는 것, 둘째로는 적절한 운동 방법과 주의사항을 이해하는 것, 셋째로는 오늘의 운동을 기억하는 것입니다. 이러한 목표는 뇌 가소성을 활성화하며, 운동 습관의 형성과 인식을 개선할 수 있습니다.

이를 통해 저희는 독자분들에게 건강하고 행복한 노년 생활을 위한 관리방법을 제시할 수 있을 것이라 기대합니다.

 이 책에서는 누구나 쉽고 안전하게 근력운동을 할 수 있는 14가지 운동 동작들을 소개합니다. 상지, 체간, 그리고 하지 운동으로 구성되어 있어 전신을 골고루 운동할 수 있도록 합니다. 각 부위별 운동 후에는 운동 기록지에 간단하게 기록할 수 있도록 하였습니다. 운동을 기록하셨다면, 다음으로 문제를 풀어보세요. 문제 유형은 운동 영역과 인지 영역을 함께 포함하였습니다. 운동 영역은 운동의 자세와 순서, 방향 등 운동적 요소와 관련된 내용으로 구성하였고, 인지 기능 영역 문제는 기억력, 사고력, 시지각력, 집행기능 등을 적용하여 운동 동작에 대한 인지 자극을 제공하는 문제들로 담았습니다.

 이 책을 통해 꾸준한 운동과 두뇌 운동을 한다면 몇 가지 놀라운 효과를 기대할 수 있습니다. 첫 번째로, 전신 근력 향상입니다. 튼튼한 근육은 넘어지거나 다치는 위험을 줄여주며, 더 많은 곳을 자유롭게 다닐 수 있게 합니다. 두 번째로, 두뇌 기능 향상입니다. 기억력, 집중력, 그리고 문제 해결 능력을 향상시켜 새로운 것을 배우고 이해하는 데 도움이 될 것입니다. 이와 더불어 치매 예방을 통해 더욱 활기차고 풍요로운 노년 생활을 즐길 수 있을 것입니다. 마지막 세 번째로, 삶의 질 향상입니다. 건강한 체력과 활발한 두뇌는 일상생활을 더욱 쉽고 즐겁게 만들어 줄 것입니다. 지금부터 이 책을 따라 건강하고 행복한 노년을 위한 첫걸음을 시작해 보세요.

김 지 연

목차

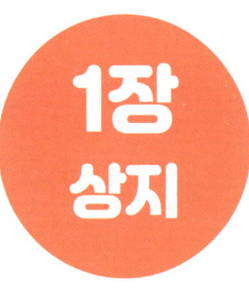

1장 상지 — **어깨, 팔 운동**
움직임이 자유로운 일상 만들기

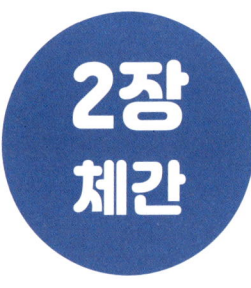

2장 체간 — **가슴, 등, 코어, 허리, 엉덩이 운동**
바른자세로 균형잡힌 일상 만들기

3장 하지 — **허벅지, 종아리 운동**
두 다리로 활기찬 일상 만들기

	옆으로 팔 들기 운동 따라하고, 기록하기	12
	어깨 회전(앞쪽/뒤쪽) 운동 따라하고, 기록하기	14
	- 문제풀기	16
	팔꿈치 펴기 운동 따라하고, 기록하기	20
	팔 굽혀 들어 올리기 운동 따라하고, 기록하기	22
	- 문제풀기	24
	상체 들어 올리기 운동 따라하고, 기록하기	30
	팔 앞으로 뻗기 운동 따라하고, 기록하기	32
	- 문제풀기	34
	몸통 옆으로 구부리기 운동 따라하고, 기록하기	38
	누워서 팔다리 멀리 보내기 운동 따라하고, 기록하기	40
	- 문제풀기	42
	서서 다리 위로 올리기/옆으로 벌리기 운동 따라하고, 기록하기	46
	다리 넓게 벌려 쪼그려 앉기 운동 따라하고, 기록하기	48
	- 문제풀기	50
	다리 교차한 자세에서 앉기 운동 따라하고, 기록하기	56
	앉아서 다리 들기 운동 따라하고, 기록하기	58
	- 문제풀기	60
	앉아서 발목 당기기 운동 따라하고, 기록하기	64
	서서 종아리 들어 올리기 운동 따라하고, 기록하기	66
	- 문제풀기	68

답안지　　　　　　　　　　　　　　　　　　　　　　　　73
문제 구성표　　　　　　　　　　　　　　　　　　　　　75

워크북 활용법

01

워크북 학습하기

운동 설명을 한 번만 읽고 문제를 푸는 것은 어려울 수 있습니다. 포기하지 마시고 문제가 어려울 때는 앞장으로 넘어가서 다시 운동 설명을 천천히 읽어보세요. 그런 다음 문제를 다시 읽고 천천히 풀어봅니다.

02

운동 따라하고 기록하기

워크북 본문에 있는 QR코드를 스마트폰 카메라로 찍어 영상을 재생하고 동작을 따라 해보세요. 운동하신 이후에는 '기록하기'를 꼭 작성해보세요. 오늘 하신 운동에 대해 간략하게 기록하며, 운동 과정을 돌아보고 효과를 확인할 수 있습니다.

03
문제 풀기

문제를 풀 때는 운동 설명을 꼼꼼히 읽고 기억해보세요. 운동에 대한 이해도를 높이고, 인지 능력을 향상시킬 수 있습니다. 문제 유형으로는 OX퀴즈, 운동 구별하기, 객관식 문제 등 다양한 문제들이 있습니다. 운동요소로는 자세, 순서, 방향, 가동범위, 목표근육, 보조도구, 주의사항이 있으며, 인지요소로는 기억력, 사고력, 시지각력, 시공간력, 집행기능과 관련된 문제로 구성하였습니다.

04
답안지 활용하기

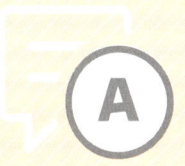

운동 설명을 3번 정독한 후에도 문제가 풀리지 않는다면 맨 뒷장에 답안지를 확인하세요. 답안지를 활용하여 틀린 문제가 무엇인지 파악하고 다시 풀어보세요. 틀려도 괜찮아요. 틀린 문제는 다시 천천히 읽으시면 됩니다. 가장 중요한 것은 운동을 이해하고 기억하는 것입니다.

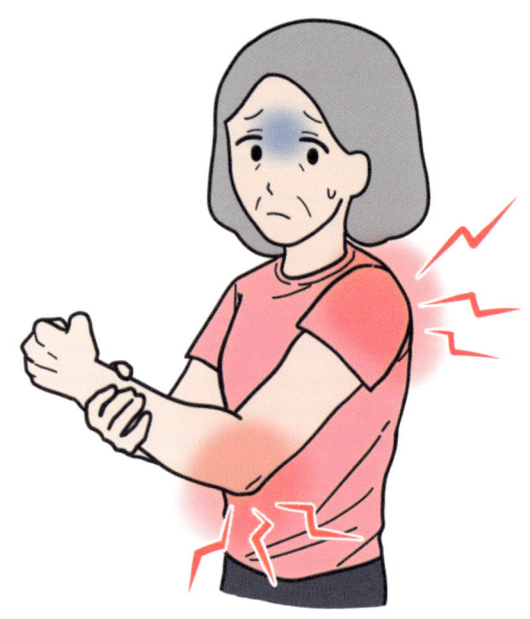

움직임이 자유로운 일상 만들기

팔을 머리 위로 들어 올릴 때, 팔꿈치를 구부릴 때,
어깨와 팔꿈치에 찌릿찌릿한 통증이 느껴진 적이 있나요?

팔은 어깨 주변 근육들의 협력으로
우리 몸에서 가장 자유롭게 움직이는 부위입니다.
하지만 그만큼 많이 사용할수록 뼈와 관절에 부담을 주게 됩니다.
세월이 지날수록 어깨 움직임이 제한되고,
어깨 주변 근육의 긴장은 만성 두통을 유발하기도 합니다.
또한 노화로 인해 상지 근육이 약해지면 팔을 굽히고 펴는
동작이 어려워지고 팔꿈치의 움직임과 안정성을 저하시킵니다.

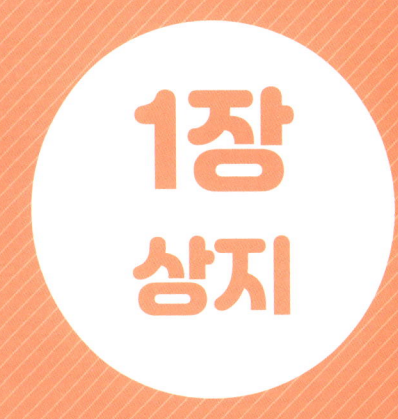

1장 상지

어깨, 팔 운동

1장에서 학습할 상지 운동은
어깨 안정성을 강화하고, 팔이 과도하게 펴지는 것을 막아주어
어깨관절과 팔꿈치관절의 부상을 예방할 수 있습니다.
이제 상지 운동을 시작해 볼까요?

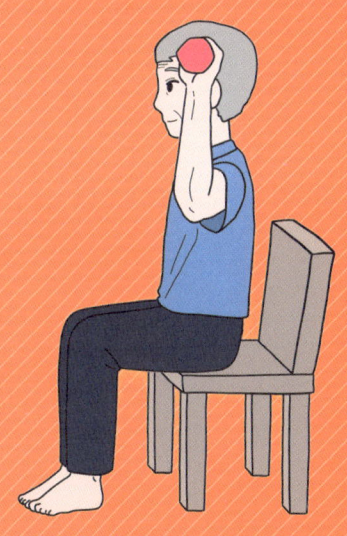

옆으로 팔 들기

따라하기

1 준비하기

서 있는 자세에서 다리를 11자 골반 너비로 벌린 후 밴드를 벌립니다. 그 다음, 밴드를 양발로 밟고 밴드의 양쪽 끝을 양손으로 잡습니다.

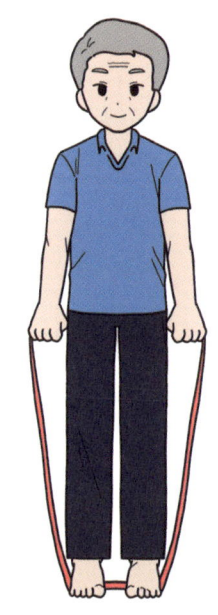

2 운동하기

팔꿈치를 약간 구부린 상태에서 양팔은 수평이 되는 어깨 높이까지 들어 올립니다.

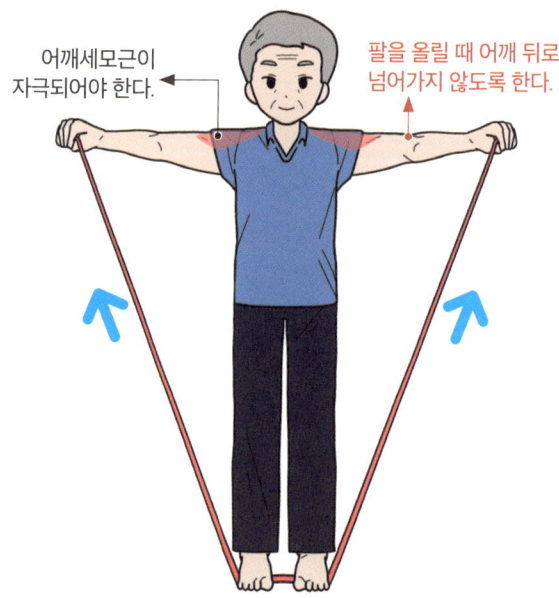

어깨세모근이 자극되어야 한다.

팔을 올릴 때 어깨 뒤로 넘어가지 않도록 한다.

3 반복하기

처음 동작으로 돌아간 후, 10회씩 2세트 반복합니다.

4 기억하기 ▶

- ✓ 중간 어깨세모근, 가시위근 강화
- ✓ 날개뼈 및 팔뼈 움직임 개선

영상으로
확인해보세요

5 집중하기 ▶

- ✓ 팔을 높게 들어 올리면 등세모근 앞면과 위쪽 팔뼈를 바깥쪽으로 돌리면 어깨 바깥돌림 근육도 같이 자극이 됩니다.
- ✓ 개인의 뼈 구조에 맞게 손 시작 위치(골반 옆 또는 앞)를 변경합니다.

📝 기록하기

운동한 날짜	운동한 시간	운동한 장소
년 / 월 / 일	오전 / 오후	
운동 횟수		운동 이름
회	세트	

오늘 따라한 운동의 강도는 어떠셨는지 체크해 보세요. (운동 자각도)

① ② ③ ④ ⑤ ⑥ ⑦ ⑧ ⑨ ⑩

전혀 힘들지 않다　　　　　　보통이다　　　　　　매우 힘들다

어깨 회전 (앞쪽/뒤쪽)

 ## 따라하기

① 준비하기

의자에 앉은 자세에서 양발을 골반 너비로 벌립니다. 팔꿈치를 90도로 구부려서 어깨 높이까지 들어 올린 후, 손등이 뒤쪽을 보도록 고정시킵니다.

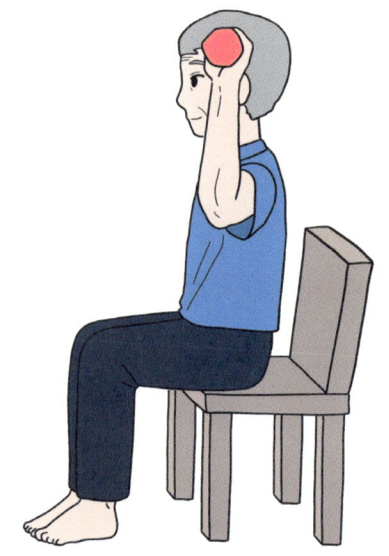

② 운동하기

어깨뼈가 앞, 뒤로 회전하면서 손등의 방향이 위쪽과 뒤쪽을 바라볼 수 있게 반복해서 움직여줍니다.

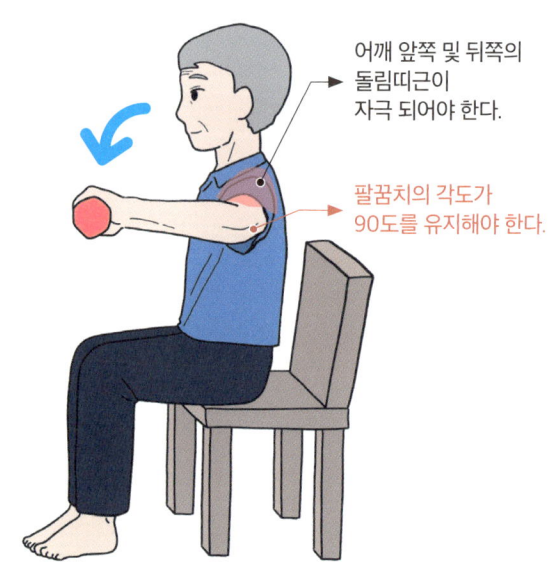

- 어깨 앞쪽 및 뒤쪽의 돌림띠근이 자극 되어야 한다.
- 팔꿈치의 각도가 90도를 유지해야 한다.

③ 반복하기

처음 동작으로 돌아간 후, 10회씩 2세트 반복합니다.

4 기억하기

- ✓ 돌림띠근 강화
- ✓ 어깨충돌증후군, 굽은 체형 개선

영상으로 확인해보세요

5 집중하기

- ✓ 어깨뼈가 앞, 뒤로 돌아가는 움직임으로 손등의 위치를 바꿔줍니다.
- ✓ 어깨와 팔꿈치 높이가 유지되어 타겟 근육에 계속 자극을 받도록 합니다.

기록하기

운동한 날짜	운동한 시간	운동한 장소
년 / 월 / 일	오전 / 오후	

운동 횟수		운동 이름
회	세트	

오늘 따라한 운동의 강도는 어떠셨는지 체크해 보세요. (운동 자각도)

① ② ③ ④ ⑤ ⑥ ⑦ ⑧ ⑨ ⑩

전혀 힘들지 않다 　　　　　 보통이다 　　　　　 매우 힘들다

문제풀기

1. 다음 중 옆으로 팔 들기의 운동하기 자세는 무엇일까요?

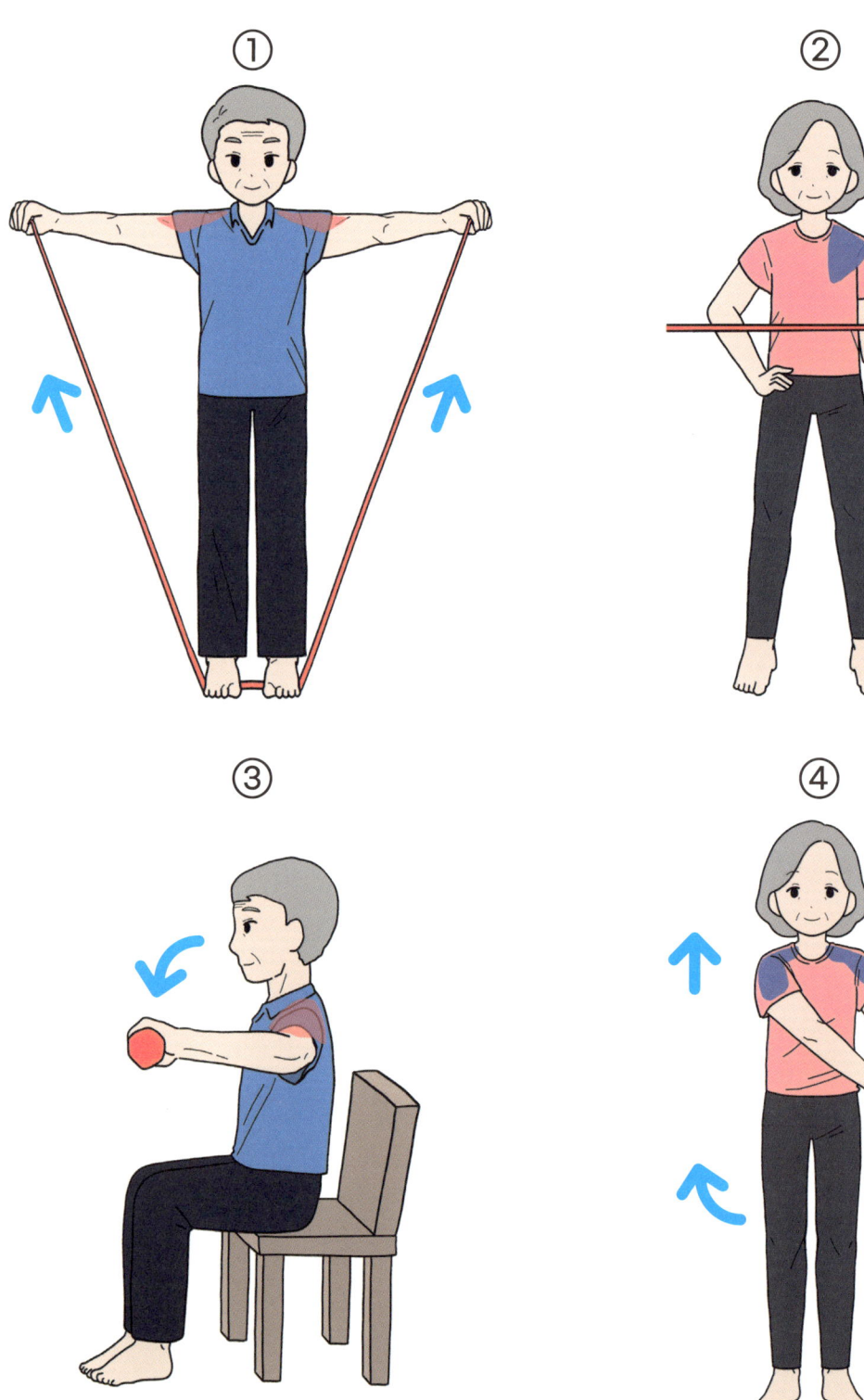

2. 어깨 회전(앞쪽/뒤쪽) OX 퀴즈

> 팔꿈치를 90도로 구부려서 머리 높이까지 들어 운동한다.

> 팔꿈치의 각도가 90도를 유지해야 한다.

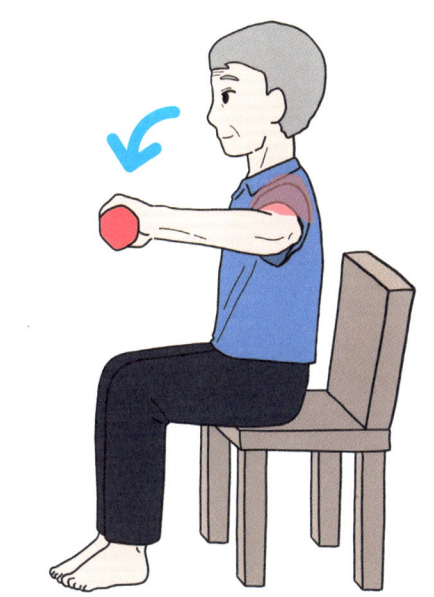

3. 옆으로 팔 들기 OX 퀴즈

> 양팔의 높이는 귀 높이까지 들어 올린다.

> 팔꿈치를 약간 구부린 상태에서 운동한다.

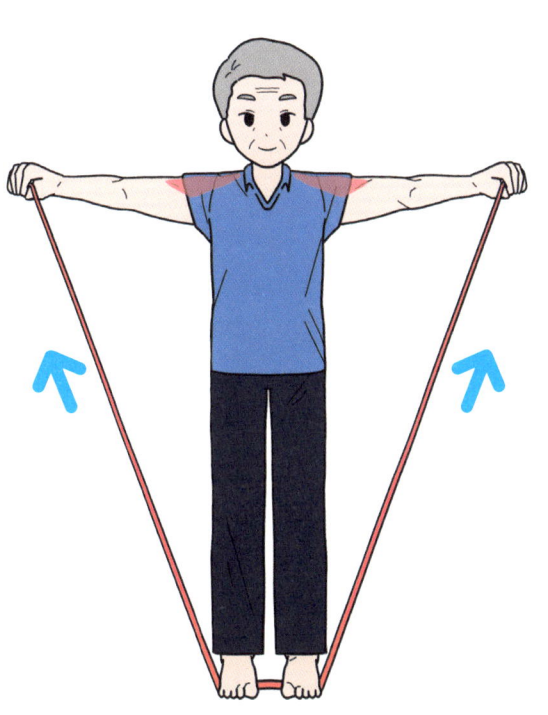

문제풀기

4. 옆으로 팔 들기 운동을 할 때, 팔은 어느 방향으로 움직여야 할까요? 올바른 방향에 동그라미로 표시해 보세요.

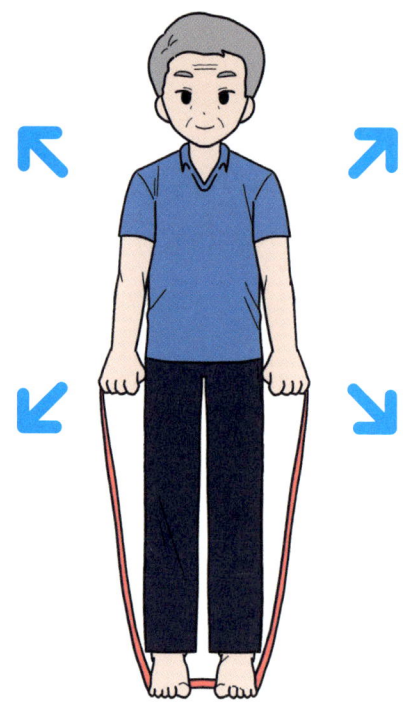

5. 다음 대화에서 어깨 회전(앞쪽/뒤쪽) 운동에 대해 바르게 말한 사람은 누구일까요?

> 선생님 : 어깨 회전(앞쪽/뒤쪽) 운동을 할 때는 팔꿈치를 어느 높이까지 들어 올리는 걸까요?

철 수 : 골반까지입니다.
영 희 : 아닙니다. 귀 높이까지입니다.
민 수 : 어깨높이까지입니다.
영 철 : 정수리 높이까지 들어올려야 합니다.

①철수   ②영희   ③민수   ④영철

문제풀기

6. 어깨 회전(앞쪽/뒤쪽) 운동에 필요한 운동 도구는 무엇일까요?

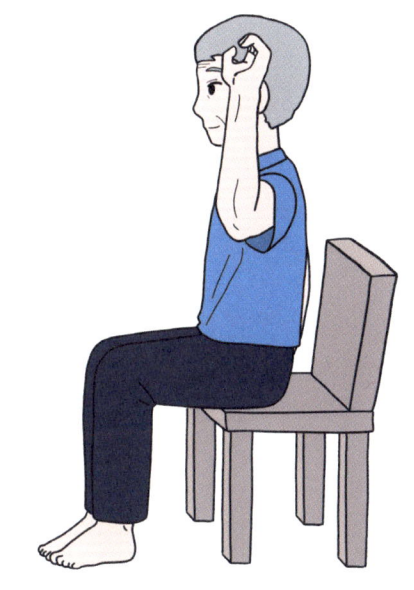
①

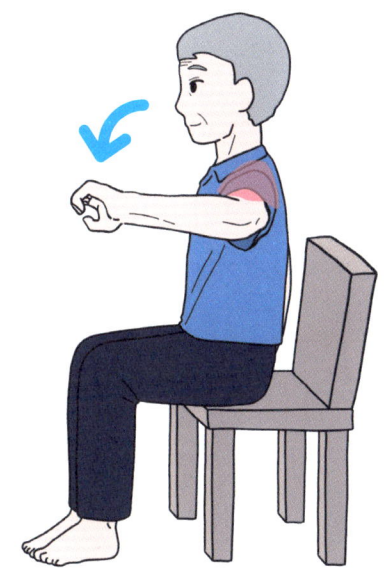
②

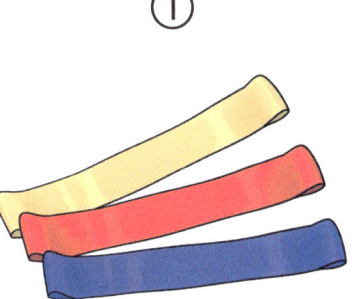
밴드

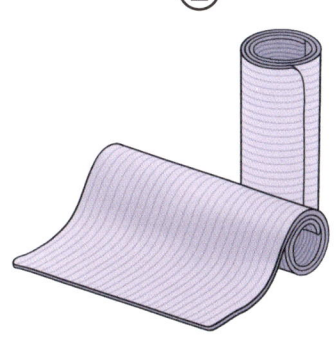
요가매트

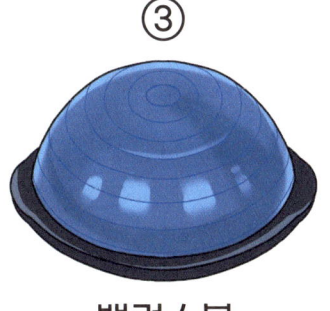
밸런스볼

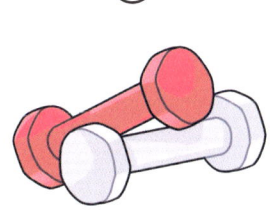
덤벨

팔꿈치 펴기

 ## 따라하기

① 준비하기

서 있는 자세에서 다리를
11자 골반 너비로 벌리고
양발 뒤꿈치로 밴드를 밟습니다.
한 손으로 밴드 끝을 잡고
팔꿈치를 90도로 구부립니다.

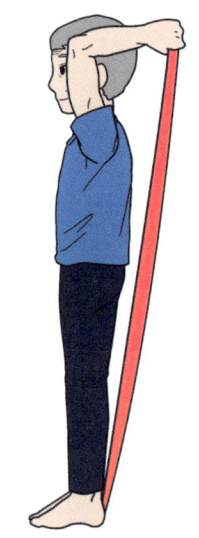

② 운동하기

팔꿈치가 귀 옆에 위치되게
고정하고 팔꿈치를 펴서
밴드를 늘립니다.

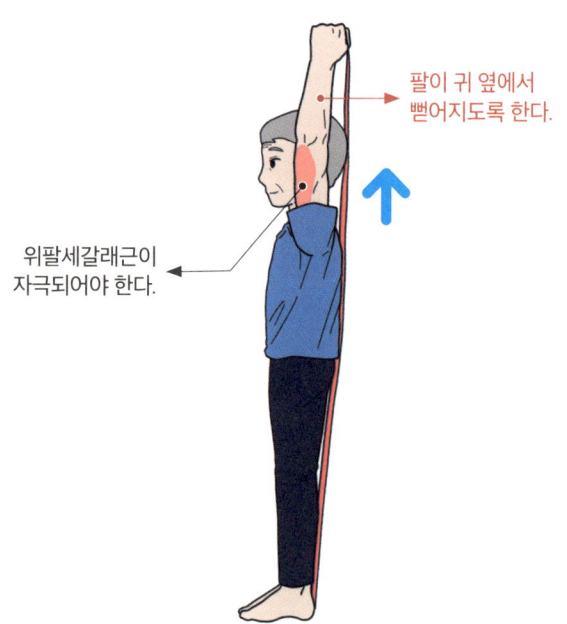

팔이 귀 옆에서 뻗어지도록 한다.

위팔세갈래근이 자극되어야 한다.

③ 반복하기

처음 동작으로 돌아간 후, 10회씩 2세트 반복합니다.

4 기억하기 ›

- ✓ 위팔세갈래근 강화
- ✓ 굽은 체형 개선, 손목 및 팔꿈치 통증 개선

영상으로 확인해보세요

5 집중하기 ›

- ✓ 팔꿈치와 손목 위치를 일직선으로 유지하면서 움직입니다.

📝 기록하기

운동한 날짜	운동한 시간	운동한 장소
년 / 월 / 일	오전 / 오후	

운동 횟수		운동 이름
회	세트	

오늘 따라한 운동의 강도는 어떠셨는지 체크해 보세요. (운동 자각도)

① ② ③ ④ ⑤ ⑥ ⑦ ⑧ ⑨ ⑩

전혀 힘들지 않다 　　　　보통이다　　　　매우 힘들다

팔 굽혀 들어 올리기

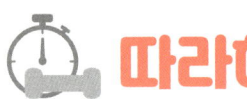 따라하기

① 준비하기

의자에 앉은 자세에서 양발을 골반 너비로 벌리고 밴드를 밟습니다. 손바닥이 앞쪽을 보도록 양손으로 밴드 끝을 잡습니다.

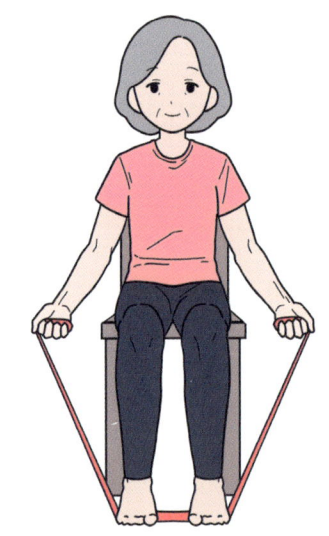

② 운동하기

팔꿈치를 90도로 구부려 몸통쪽으로 당깁니다.

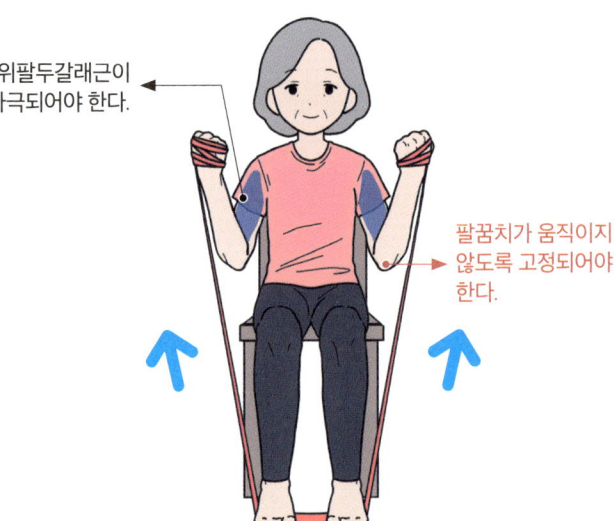

위팔두갈래근이 자극되어야 한다.

팔꿈치가 움직이지 않도록 고정되어야 한다.

③ 반복하기

처음 동작으로 돌아간 후, 10회씩 2세트 반복합니다.

4. 기억하기

- ✓ 위팔두갈래근 강화
- ✓ 손목 및 팔꿈치 통증 개선

영상으로 확인해보세요

5. 집중하기

- ✓ 팔꿈치와 손목 위치를 일직선으로 유지하면서 움직입니다.

기록하기

운동한 날짜	운동한 시간	운동한 장소
년 / 월 / 일	오전 / 오후	

운동 횟수		운동 이름
회	세트	

오늘 따라한 운동의 강도는 어떠셨는지 체크해 보세요. (운동 자각도)

① ② ③ ④ ⑤ ⑥ ⑦ ⑧ ⑨ ⑩

전혀 힘들지 않다　　　　　보통이다　　　　　매우 힘들다

1. 다음 중 팔꿈치 펴기의 운동하기 자세는 무엇일까요?

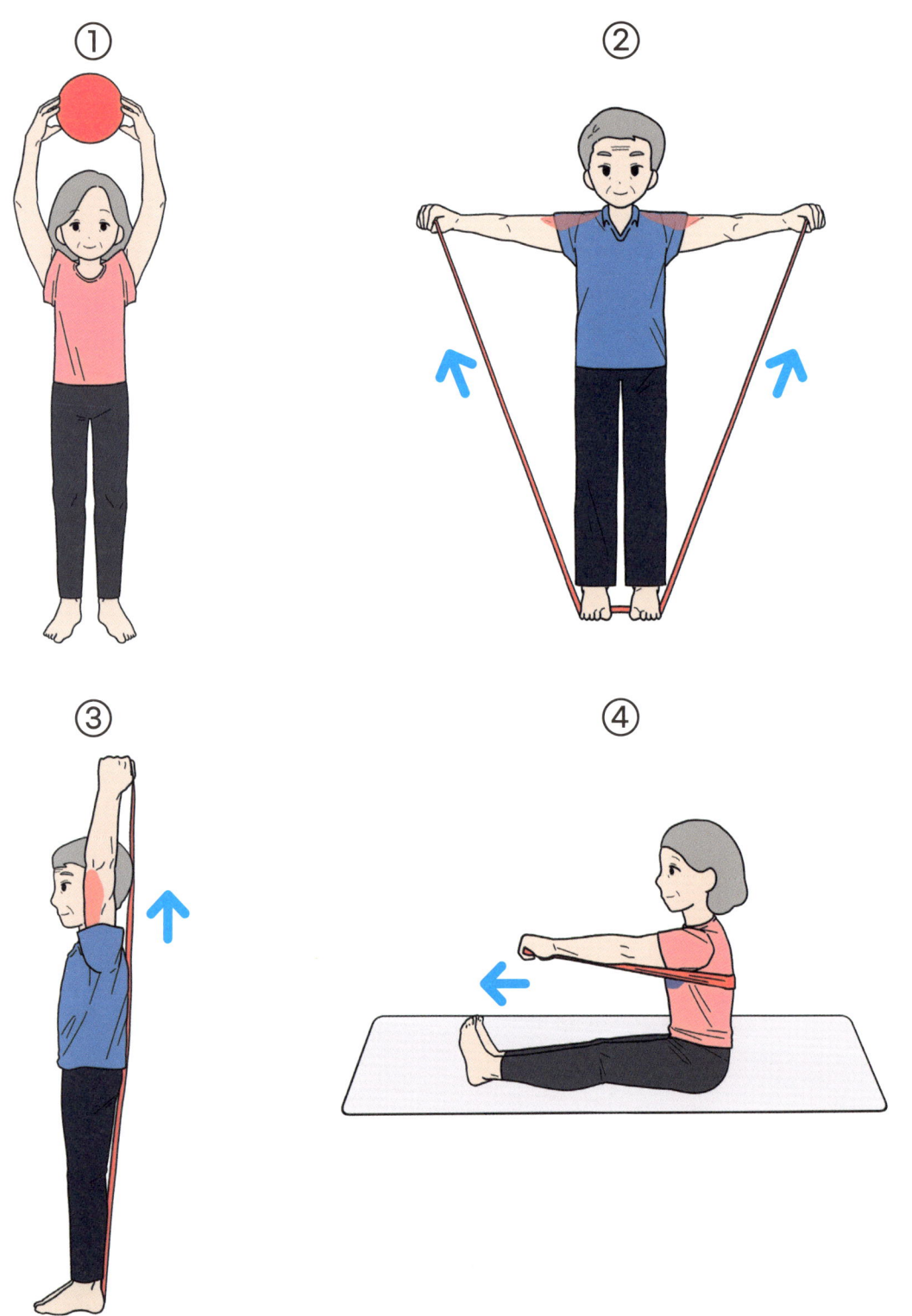

문제풀기

2. 다음은 팔 굽혀 들어 올리기 운동에 대한 설명입니다. 빈칸에 들어갈 올바른 단어를 적어보세요.

(   )를 90도로 구부려 몸통 쪽으로 당깁니다.

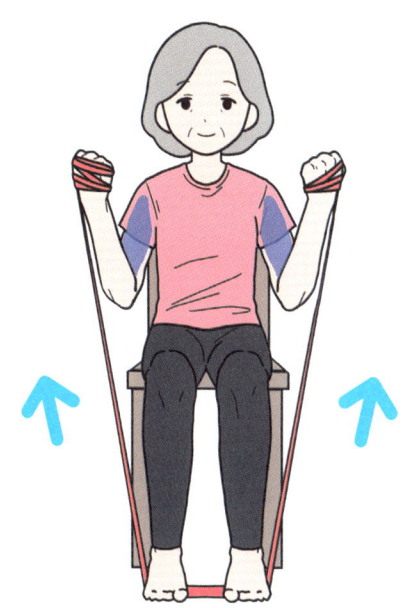

3. 팔 굽혀 들어 올리기, 팔꿈치 펴기 OX 퀴즈

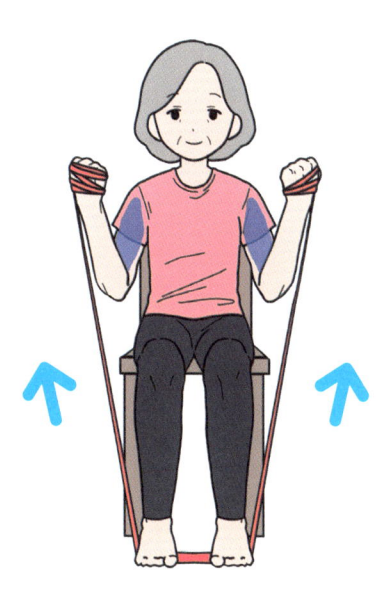 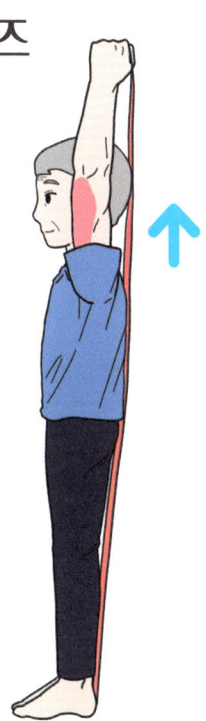

> 두 운동 모두 팔꿈치와 손목이 일직선으로 유지되게 운동한다.   O   X

> 팔꿈치 펴기 운동 시, 팔이 귀 옆에서 뻗어지도록 한다.   O   X

문제풀기

4. 팔꿈치 펴기 운동을 할 때, 팔은 어느 방향으로 움직여야 할까요? 올바른 방향에 동그라미로 표시해 보세요.

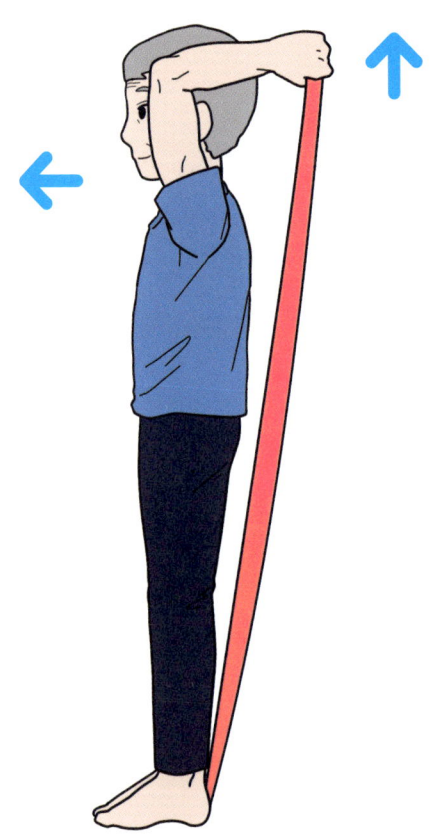

문제풀기

5. 다음은 팔꿈치 펴기와 팔 굽혀 들어 올리기 운동에 대한 설명입니다. 빈칸에 들어갈 운동 도구는 무엇일까요?

팔꿈치 펴기	팔 굽혀 들어 올리기
양발 뒤꿈치로 (　　)를 밟습니다. 한손으로 (　　)끝을 잡아 팔꿈치를 90도로 굽힙니다.	양발을 골반 너비로 벌리고 (　　)를 밟습니다. 손바닥이 위쪽을 보게 양손으로 (　　)끝을 잡습니다.

①
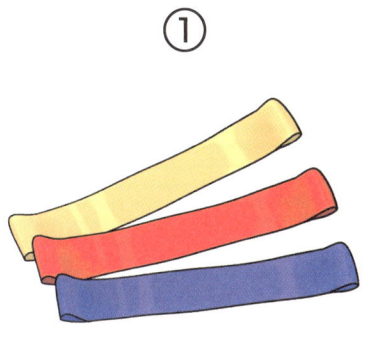
밴드

②
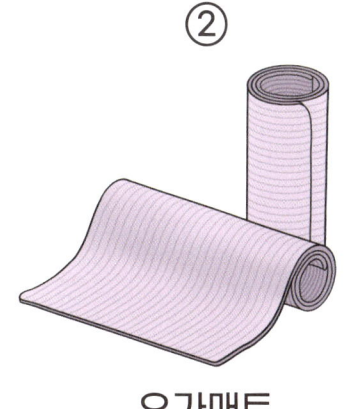
요가매트

③
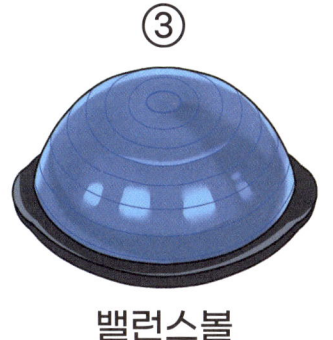
밸런스볼

④
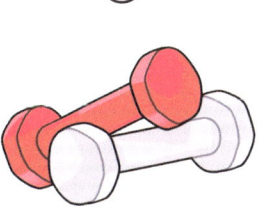
덤벨

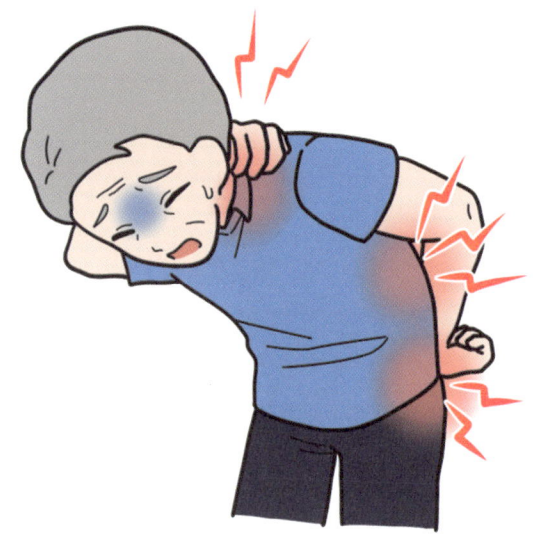

바른자세로 균형잡힌 일상 만들기

어깨가 앞으로 말리거나 거북목, 일자목으로 인해
목 주변이 불편하신가요?
장시간 앉아 있거나 서있을 때 허리가 아프진 않으신가요?

우리의 몸은 시간이 지나면서 사용량에 따라 변형됩니다.
마치 물건을 오랜시간 자주 사용하면 닳는 것처럼 말이죠.
나이가 들면서 상체는 점점 앞으로 굽어지기 쉽습니다.
이는 일상생활에서 상체 앞쪽 근육을 과도하게 사용하기 때문인데요.
이러한 체형변화는 코어 근육의 힘과 유연성을 저하시켜
신체 정렬의 불균형을 일으키게 됩니다.

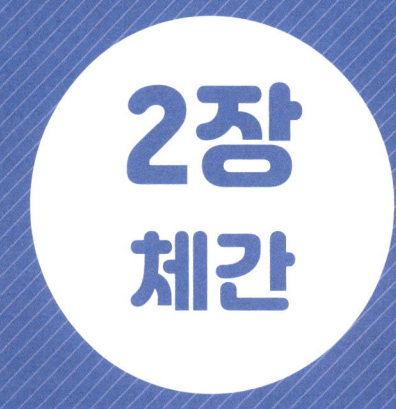

2장 체간

가슴, 등, 코어, 허리, 엉덩이 운동

2장에서 학습할 체간 운동은
척추 주변의 근육들이 척추를 지지하는 역할을 해주어, 상체를 바로 세워줍니다.
또한, 골반을 안정화하여 자세와 균형유지에 도움을 줍니다.
이제 체간 운동을 시작해볼까요?

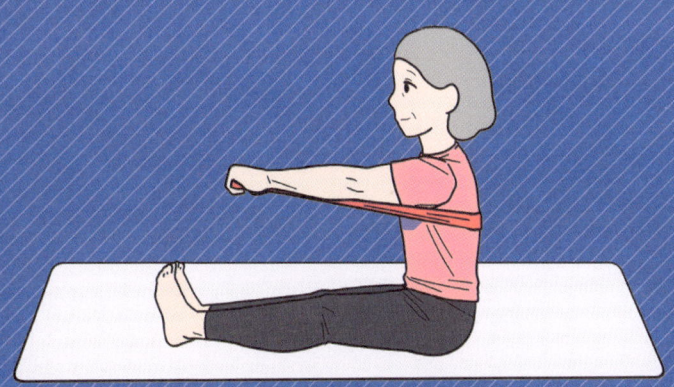

상체 들어 올리기

따라하기

1 준비하기

엎드린 자세에서 다리를 골반 너비로 벌리고 발등을 바닥에 대줍니다.
양손으로 밴드 끝을 잡고 팔꿈치를 곧게 펴면서 팔을 머리 위로 올립니다.

2 운동하기

상체를 들어 올려 가슴이 바닥에서 떨어지게 하고 팔은 귀 옆으로 들어 올립니다.

- 상체를 과하게 들어 허리가 꺾이지 않도록 한다.
- 척추세움근과 볼기근이 자극되어야 한다.

3 반복하기

처음 동작으로 돌아간 후, 10회씩 2세트 반복합니다.

4 기억하기

- ✓ 척추세움근, 볼기근 강화
- ✓ 허리 통증, 굽은 체형 개선

5 집중하기

- ✓ 허리가 아닌 엉덩이 근육과 심부 복근을 이용하여 상체를 뒤로 세우면서 들어 올립니다.
- ✓ 팔을 귀 옆으로 올릴 때 뒤쪽 근육을 사용하여 날개뼈를 모아줍니다.

영상으로 확인해보세요

기록하기

운동한 날짜	운동한 시간	운동한 장소
년 / 월 / 일	오전 / 오후	
운동 횟수		운동 이름
회	세트	

오늘 따라한 운동의 강도는 어떠셨는지 체크해 보세요. (운동 자각도)

① ② ③ ④ ⑤ ⑥ ⑦ ⑧ ⑨ ⑩

전혀 힘들지 않다   보통이다   매우 힘들다

팔 앞으로 뻗기

따라하기

1 준비하기

앉은 자세에서 다리를 앞으로 펴줍니다. 밴드를 등 쪽에 대고 팔꿈치를 90도로 구부린 상태에서 밴드를 잡습니다.

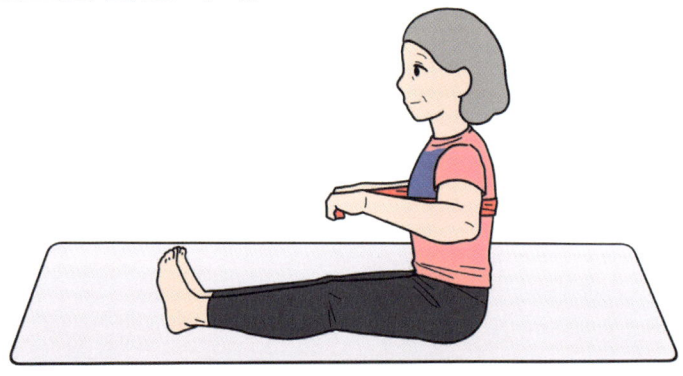

2 운동하기

팔꿈치를 펴서 팔을 앞으로 뻗어줍니다.

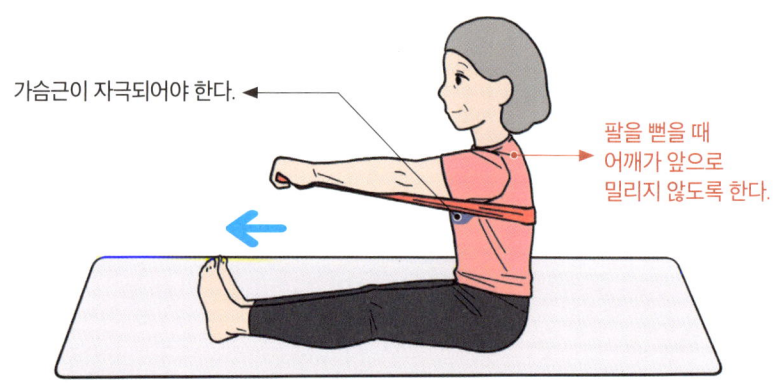

가슴근이 자극되어야 한다.

팔을 뻗을 때 어깨가 앞으로 밀리지 않도록 한다.

3 반복하기

처음 동작으로 돌아간 후, 10회씩 2세트 반복합니다.

4 기억하기 ›

- ✓ 가슴근, 앞톱니근 강화
- ✓ 견갑골 움직임, 익상견갑골 개선

5 집중하기 ›

- ✓ 날개뼈가 모아지고, 벌어지는 움직임에 집중합니다.
- ✓ 다리를 펴기 힘들면 양반다리로 진행합니다.

영상으로 확인해보세요

📝 기록하기

운동한 날짜	운동한 시간	운동한 장소
년 / 월 / 일	오전 / 오후	

운동 횟수		운동 이름
회	세트	

오늘 따라한 운동의 강도는 어떠셨는지 체크해 보세요. (운동 자각도)

① ② ③ ④ ⑤ ⑥ ⑦ ⑧ ⑨ ⑩

전혀 힘들지 않다   보통이다   매우 힘들다

문제풀기

1. 상체 들어 올리기 운동을 할 때, 자극이 되는 부위에 동그라미로 표시해 보세요.

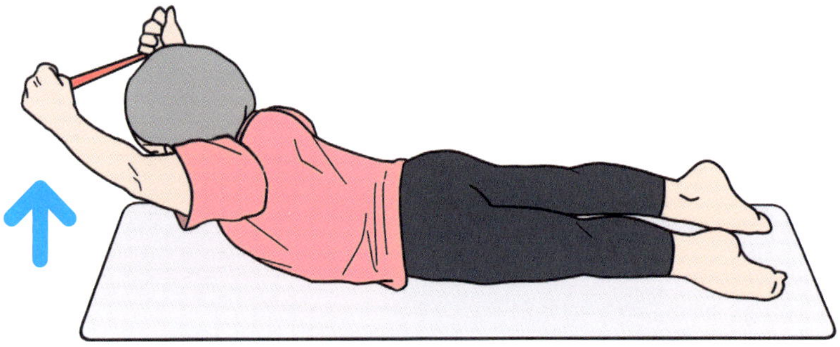

2. 팔 앞으로 뻗기 운동을 할 때, 자극이 되는 부위를 적어보세요.

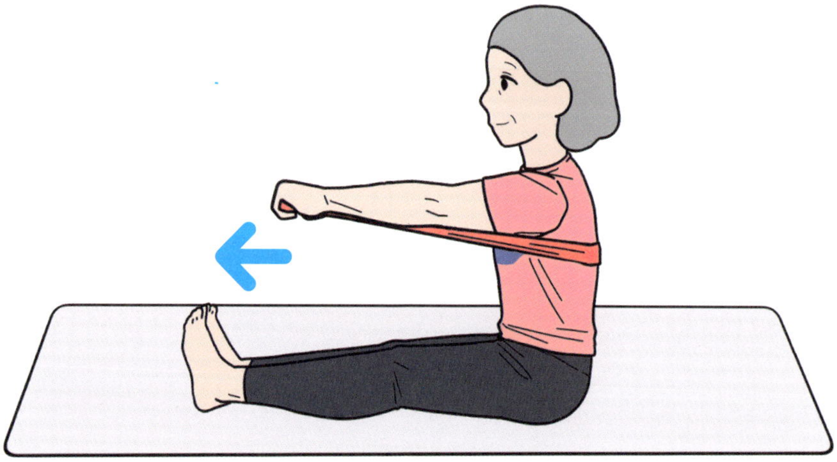

(ㄱ ㅅ)

3. 팔 앞으로 뻗기 OX 퀴즈

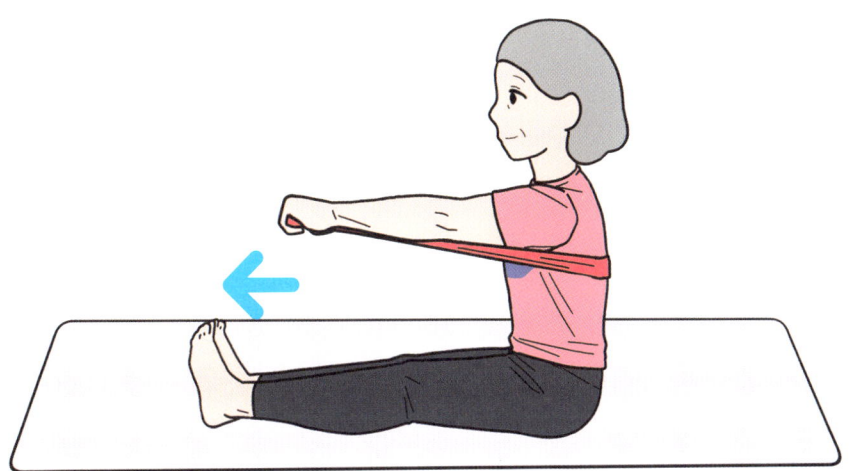

> 앉은 자세에서 밴드를 어깨 쪽에 댄다.

> 팔꿈치를 펴서 팔을 앞으로 뻗어준다.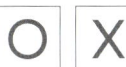

4. 상체 들어 올리기 OX 퀴즈

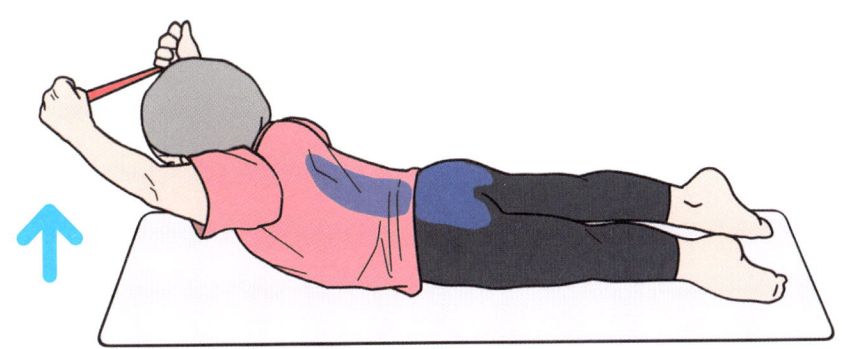

> 상체를 과하게 들어 허리가 꺾이지 않도록 한다.

> 가슴은 바닥에 붙이고 팔만 귀 옆으로 들어 올린다.

문제풀기

5. 상체 들어 올리기 운동에 필요한 운동 도구 두가지는 무엇일까요?

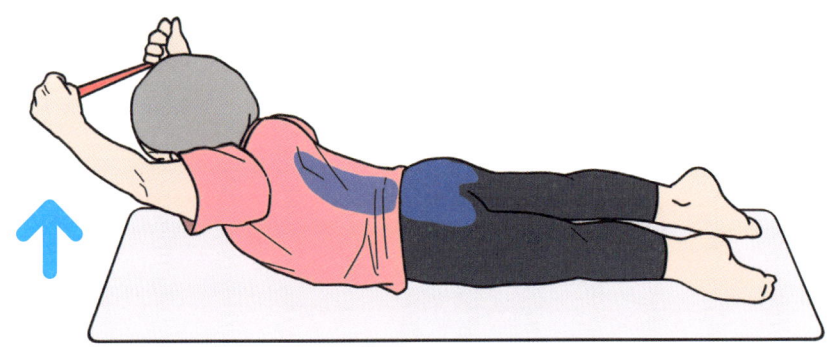

①

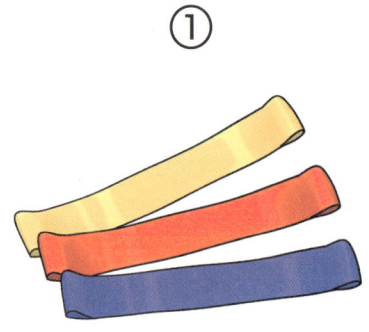

밴드

② 요가매트

③

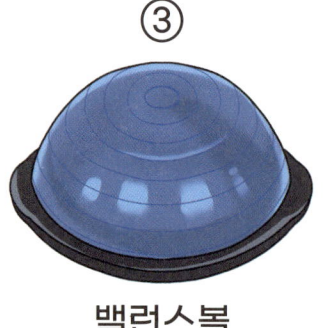

밸런스볼

④

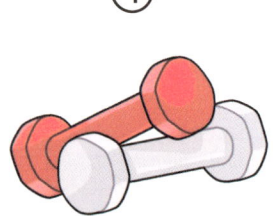

덤벨

문제풀기

6. 팔 앞으로 뻗기 운동을 할 때, 팔은 어느 방향으로 움직여야 할까요? 올바른 방향에 동그라미로 표시해 보세요.

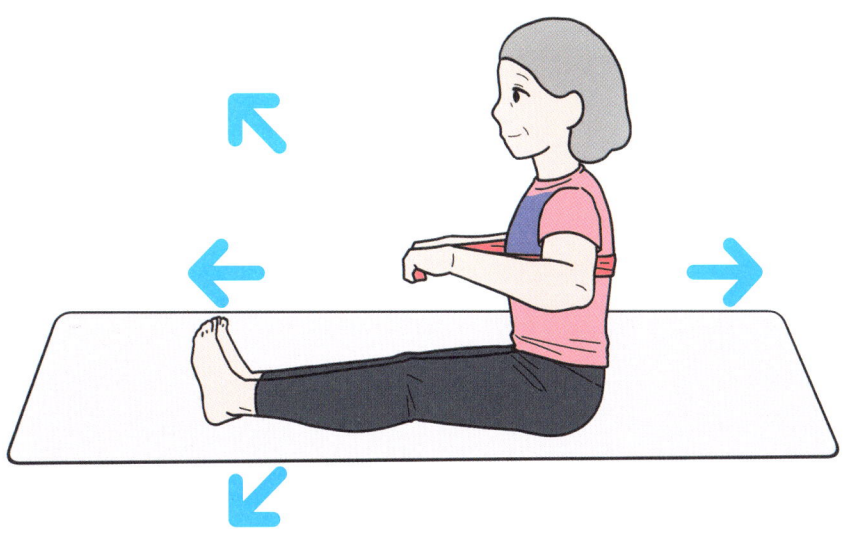

몸통 옆으로 구부리기

따라하기

1 준비하기

의자에 앉은 자세에서
양발을 골반 너비로 벌립니다.
한 손은 머리 뒤통수에 대고
반대쪽 손에 덤벨을 잡습니다.

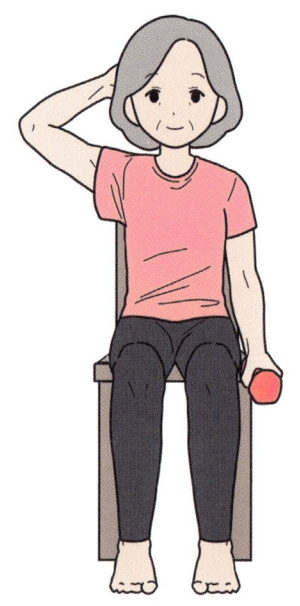

2 운동하기

아래쪽 허리가 과하게 사용되지
않게 몸통을 옆으로 구부립니다.

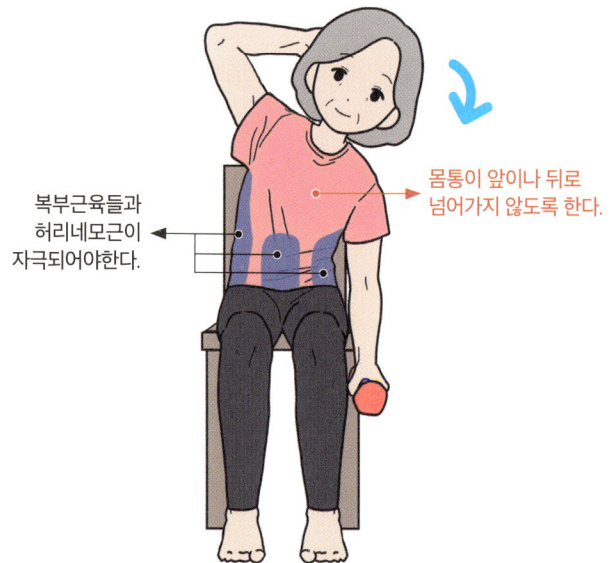

복부근육들과 허리네모근이 자극되어야한다.

몸통이 앞이나 뒤로 넘어가지 않도록 한다.

3 반복하기

처음 동작으로 돌아간 후, 10회씩 2세트 반복합니다.

4 기억하기

- 배속빗근, 배바깥빗근, 배곧은근, 허리네모근 강화
- 골반 불균형 개선, C자형 척추측만증 개선

영상으로 확인해보세요

5 집중하기

- 허리가 아닌 복근을 이용하여 몸통을 움직입니다.
- 몸통이 바닥으로 내려갈 때 옆구리 근육을 늘리면서 움직입니다.

기록하기

운동한 날짜	운동한 시간	운동한 장소
년 / 월 / 일	오전 / 오후	

운동 횟수		운동 이름
회	세트	

오늘 따라한 운동의 강도는 어떠셨는지 체크해 보세요. (운동 자각도)

① ② ③ ④ ⑤ ⑥ ⑦ ⑧ ⑨ ⑩

전혀 힘들지 않다   보통이다   매우 힘들다

누워서 팔다리 멀리 보내기

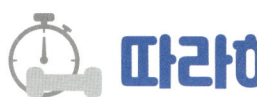 따라하기

① 준비하기

바로 누운 자세에서 다리를 들어 무릎을 90도로 구부려줍니다.
두 팔은 손바닥이 마주보게 앞으로 나란히 하여 뻗어줍니다.

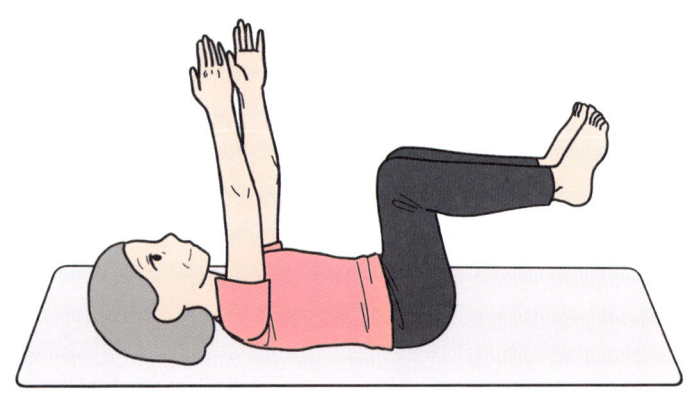

② 운동하기

한 팔은 귀 옆으로 내리고 반대쪽 다리는 무릎을 펴서 아래로 뻗어 팔과 다리가 서로 반대가 되게 움직인 후 자세를 잠시 유지합니다.

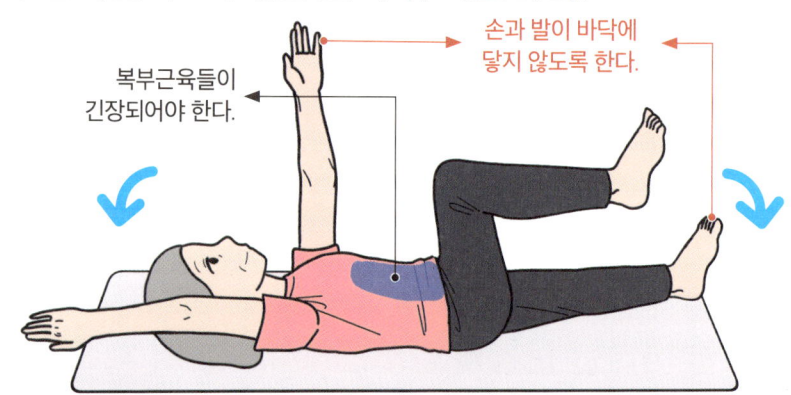

- 복부근육들이 긴장되어야 한다.
- 손과 발이 바닥에 닿지 않도록 한다.

③ 반복하기

처음 동작으로 돌아간 후, 10회씩 2세트 반복합니다.

4 기억하기 >

- ✓ 심부 복근 강화, 넙다리네갈래근 강화
- ✓ 허리 통증 개선, 중심부 안정성 및 사지 교차 능력 향상

영상으로 확인해보세요

5 집중하기 >

- ✓ 동작이 헷갈린다면, 팔과 다리를 따로 움직여보고 동작이 익숙해지면 동시에 움직여보도록 합니다.
- ✓ 허리가 바닥에서 많이 뜬다면, 다리 내리는 각도를 줄입니다.

📝 기록하기

운동한 날짜	운동한 시간	운동한 장소
년 / 월 / 일	오전 / 오후	

운동 횟수		운동 이름
회	세트	

오늘 따라한 운동의 강도는 어떠셨는지 체크해 보세요.(운동 자각도)

① ② ③ ④ ⑤ ⑥ ⑦ ⑧ ⑨ ⑩

전혀 힘들지 않다　　　　보통이다　　　　매우 힘들다

문제풀기

1. 몸통 옆으로 구부리기 운동에 대한 설명입니다. 빈칸에 들어갈 올바른 단어를 <보기>에서 골라 적어보세요.

<보기>
목덜미, 뒷통수, 어깨, 밴드, 덤벨, 매트 등

의자에 앉은 자세에서 양발을 골반 너비로 벌립니다. 한 손은 머리 (　　　)에 대고 반대쪽 손에 (　　　)을 잡습니다.

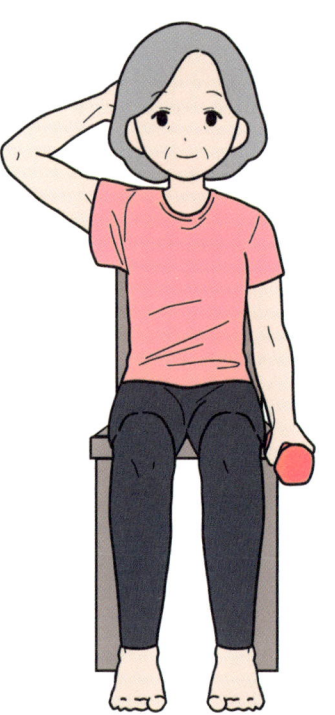

2. 몸통 옆으로 구부리기 OX 퀴즈

> 엉덩이가 의자에서 떨어져도 괜찮다.

> 몸통을 기울이며 내려갈 때, 앞이나 뒤로 넘어가지 않도록 한다.

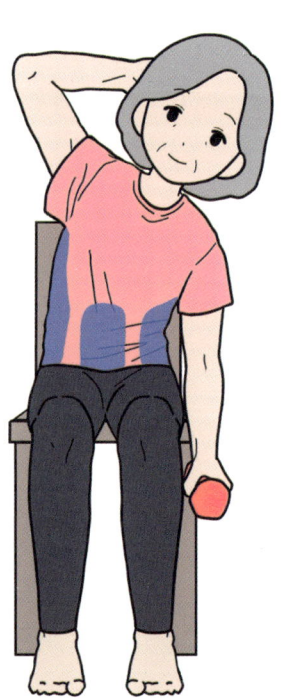

문제풀기

3. 다음은 팔다리 멀리 보내기 운동에 대한 대화입니다. 빈칸에 들어갈 단어는 무엇일까요?

    철수 : 누워서 팔다리 멀리 보내기 운동을 할 때 넌 어디에 자극이 왔었니?

    영희 : 난 (   )에 자극이 왔어.

    ① 팔뚝　　　② 어깨　　　③ 복부　　　④ 종아리

4. 몸통 옆으로 구부리기 운동을 할 때, 자극이 되는 부위를 적어보세요.

    (ㅇ　ㄱ　ㄹ)

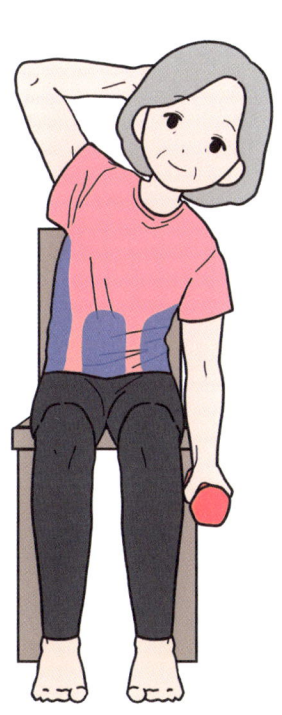

5. 다음 중 누워서 팔다리 멀리 보내기의 준비하기 자세는 무엇일까요?

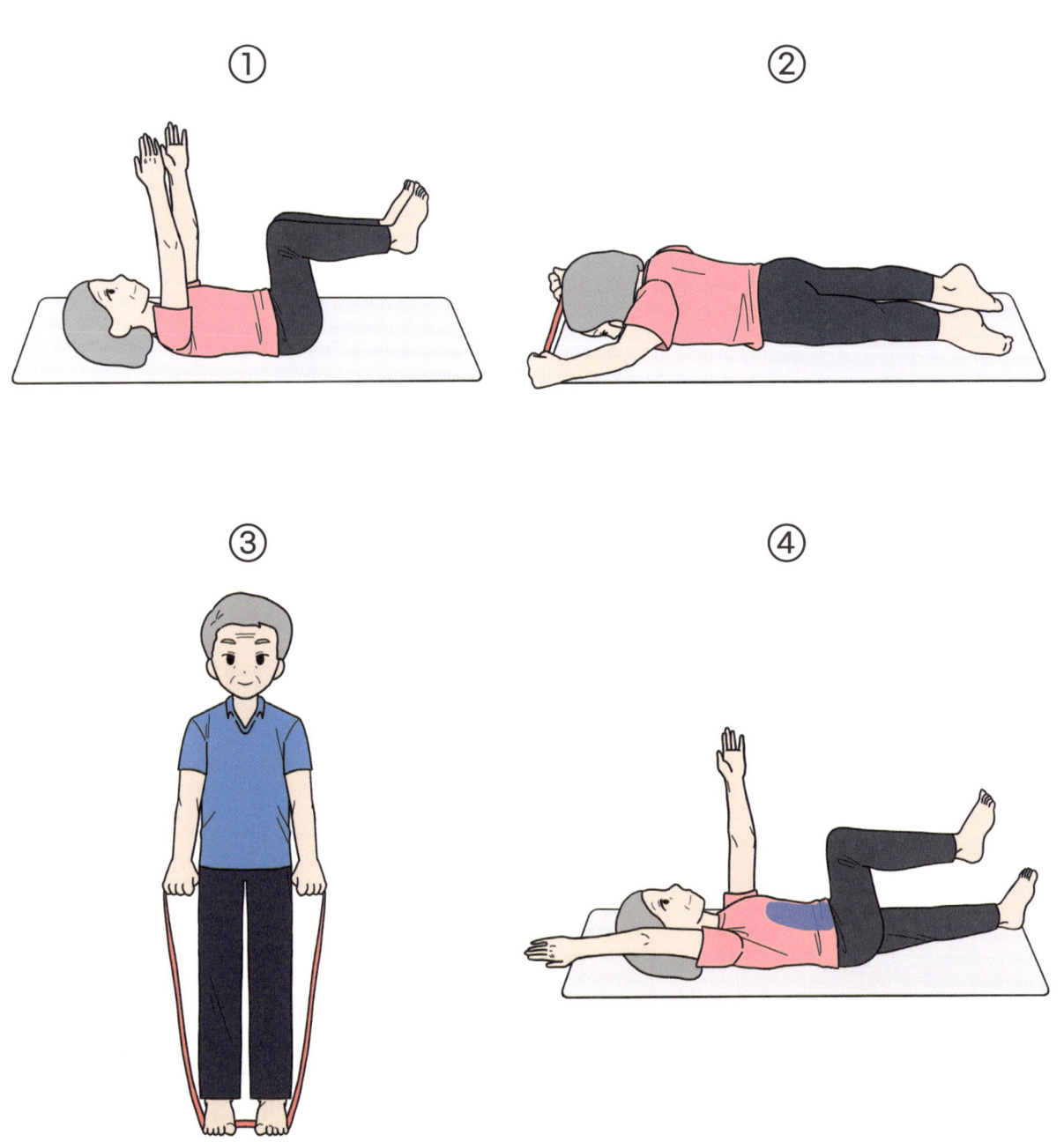

6. 누워서 팔다리 멀리 보내기 OX 퀴즈

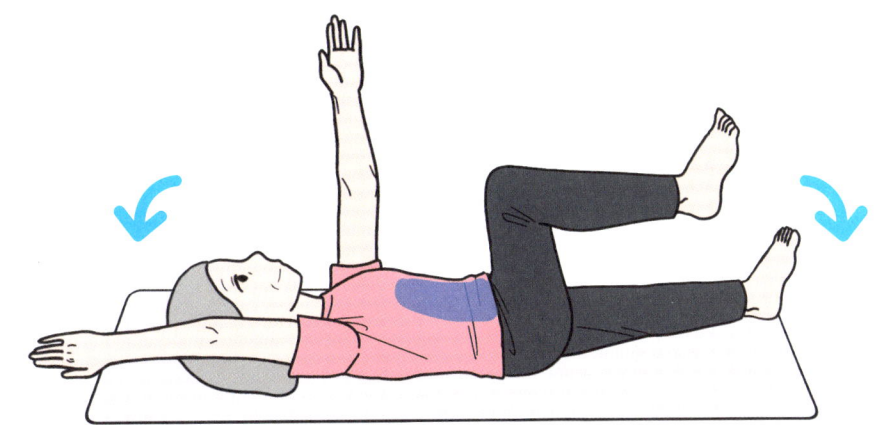

> 손과 발이 바닥에 닿도록 한다. O X

> 동작이 헷갈린다면, 팔과 다리를 따로 움직여본다. O X

> 허리가 바닥에서 많이 뜬다면, 다리 내리는 각도를 줄인다. O X

서서 다리 위로 올리기/옆으로 벌리기

 ## 따라하기

1 준비하기

서 있는 자세에서 다리를 11자 골반 너비로 벌리고 양손은 골반 옆을 잡습니다.

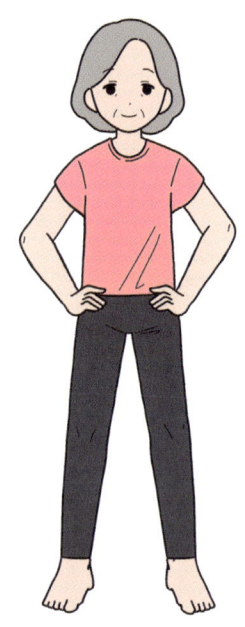

2 운동하기

무릎을 90도로 구부려 다리를 위로 들어 올리는 동작을 반복했다가 무릎을 편 상태로 옆으로 벌려 올리는 동작을 반복합니다.

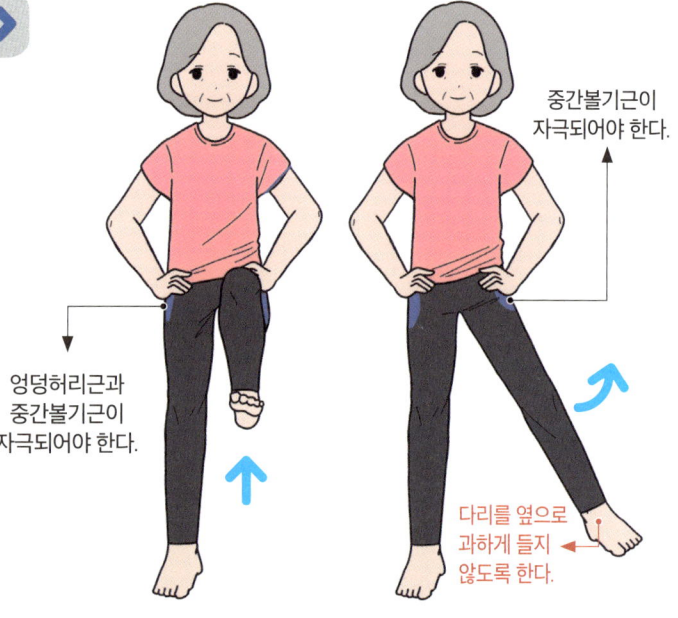

엉덩허리근과 중간볼기근이 자극되어야 한다.

중간볼기근이 자극되어야 한다.

다리를 옆으로 과하게 들지 않도록 한다.

3 반복하기

처음 동작으로 돌아간 후, 10회씩 2세트 반복합니다.

4 기억하기

- 볼기근, 엉덩허리근, 넙다리네갈래근 강화
- 무릎 및 허리 통증 개선, 외반슬 개선

영상으로 확인해보세요

5 집중하기

- 골반을 수평으로 유지하면서 다리를 움직여줍니다.
- 균형 유지가 어려울 시 의자를 잡고 진행합니다.

 기록하기

운동한 날짜	운동한 시간	운동한 장소
년 / 월 / 일	오전 / 오후	

운동 횟수		운동 이름
회	세트	

오늘 따라한 운동의 강도는 어떠셨는지 체크해 보세요. (운동 자각도)

① ② ③ ④ ⑤ ⑥ ⑦ ⑧ ⑨ ⑩

전혀 힘들지 않다   보통이다   매우 힘들다

다리 넓게 벌려 쪼그려 앉기

 ## 따라하기

1) 준비하기 ▶

다리를 넓게 벌린 자세에서 발의 방향이 45도로 향하게 하고 양손으로 의자를 잡습니다.

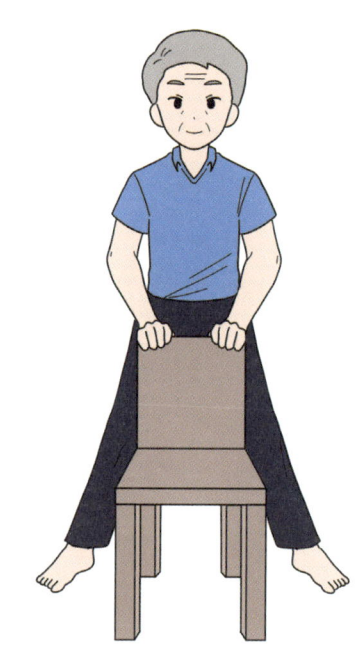

2) 운동하기 ▶

무릎을 바깥쪽으로 벌린 상태를 유지하면서 허벅지가 바닥과 평행해질 때까지 엉덩이를 깊숙이 내립니다.

볼기근, 넙다리네갈래근, 햄스트링이 자극되어야 한다.

무릎이 안쪽으로 돌아가지 않게 한다.

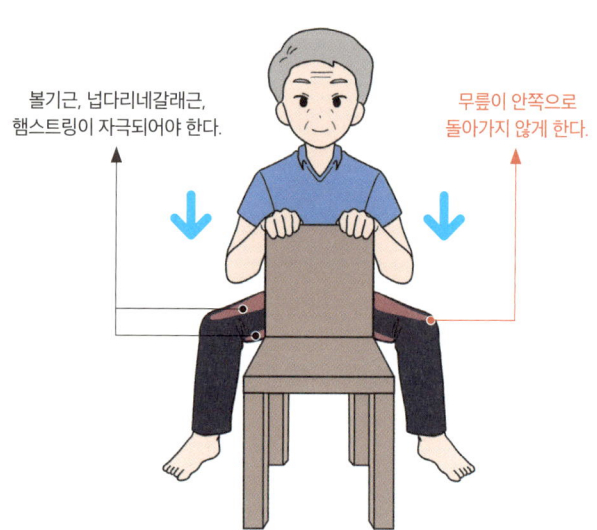

3) 반복하기 ▶

처음 동작으로 돌아간 후, 10회씩 2세트 반복합니다.

4 기억하기

- ✓ 넙다리네갈래근, 볼기근, 햄스트링 강화
- ✓ 외반슬 개선

영상으로 확인해보세요

5 집중하기

- ✓ 가슴을 든 상태를 유지하여 척추를 세워줍니다.
- ✓ 바닥으로 내려갈 때 허벅지 앞, 뒤를 사용하여 자세를 유지합니다.

✎ 기록하기

운동한 날짜	운동한 시간	운동한 장소
년 / 월 / 일	오전 / 오후	
운동 횟수		운동 이름
회	세트	

오늘 따라한 운동의 강도는 어떠셨는지 체크해 보세요.(운동 자각도)

① ② ③ ④ ⑤ ⑥ ⑦ ⑧ ⑨ ⑩

전혀 힘들지 않다　　　　　보통이다　　　　　매우 힘들다

2장 체간 | 49

문제풀기

1. 다음은 서서 다리 위로 올리기/옆으로 벌리기 운동에 대한 설명입니다. 빈칸에 들어갈 올바른 단어를 적어보세요.

무릎을 90도로 구부려 다리를 (㉮)로 들어 올리는 동작을 반복했다가 무릎을 편 상태로 (㉯)으로 벌려 올리는 동작을 반복합니다.

㉮ : (   )   ㉯ : (   )

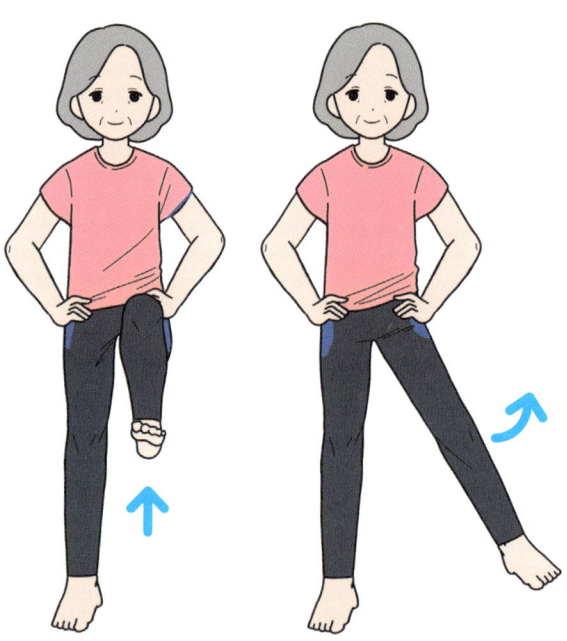

2. 다리 넓게 벌려 쪼그려 앉기 OX퀴즈

> 다리는 좁게 벌린 자세에서 시작하는 것이 좋다.

O X

> 발은 45도로 벌리고 양손으로 의자를 잡는다.

O X

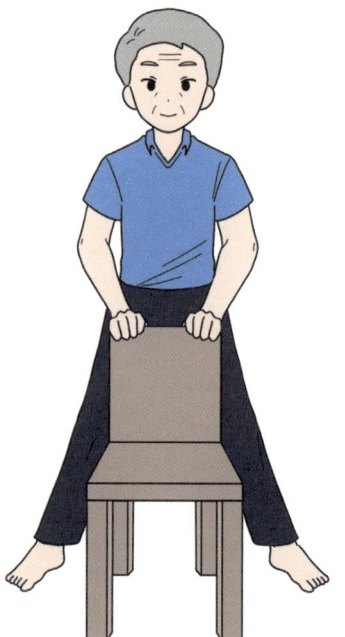

3. 서서 다리 위로 올리기/옆으로 벌리기 운동을 한 다음 다리 넓게 벌려 쪼그려 앉기 운동을 하려고 합니다. 운동 순서에 맞게 연결해 보세요.

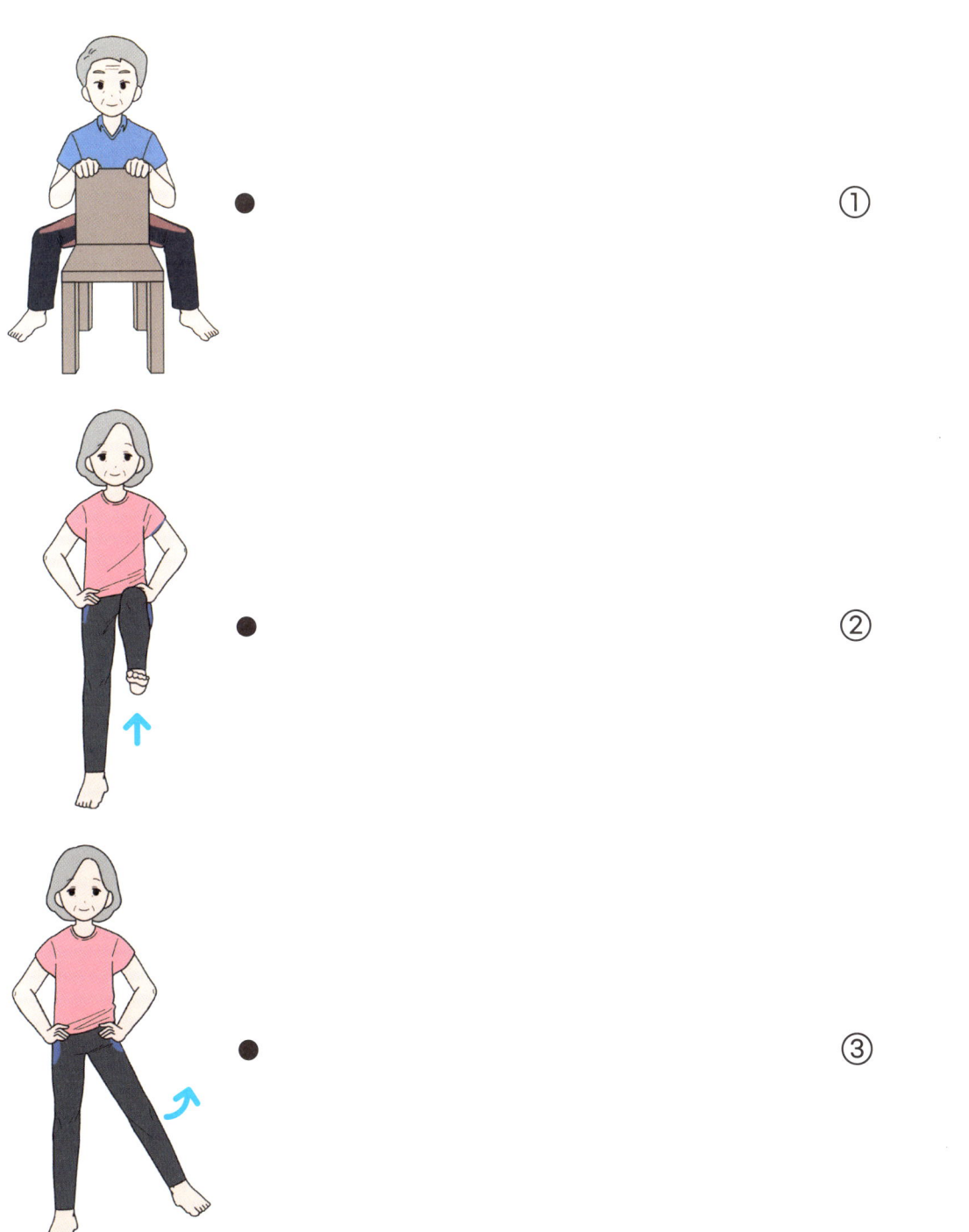

4. 다음은 다리 넓게 벌려 쪼그려 앉기 운동에 대한 설명입니다. 빈칸에 들어갈 올바른 단어를 적어보세요.

(ㅁㄹ)을 바깥쪽으로 벌린 상태를 유지한다.

(   )

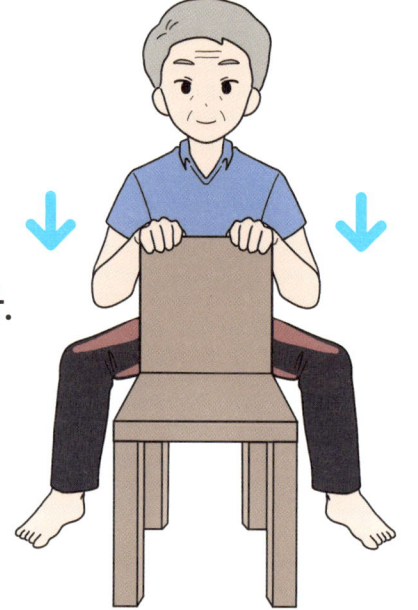

5. 다음은 다리 넓게 벌려 쪼그려 앉기 운동에 대한 대화입니다. 빈칸에 들어갈 올바른 단어를 <보기>에서 골라 적어보세요.

> 선생님 : 다리 넓게 벌려 쪼그려 앉기 운동을 할 때는 어디까지 내려가는 것이 좋을까요?

<보기>　수직,　평행,　근접

영철 : 허벅지가 바닥과 (   )해질 때까지 깊숙이 앉아줍니다.

6. 서서 다리 위로 올리기/옆으로 벌리기, 다리 넓게 벌려 쪼그려 앉기 OX 퀴즈

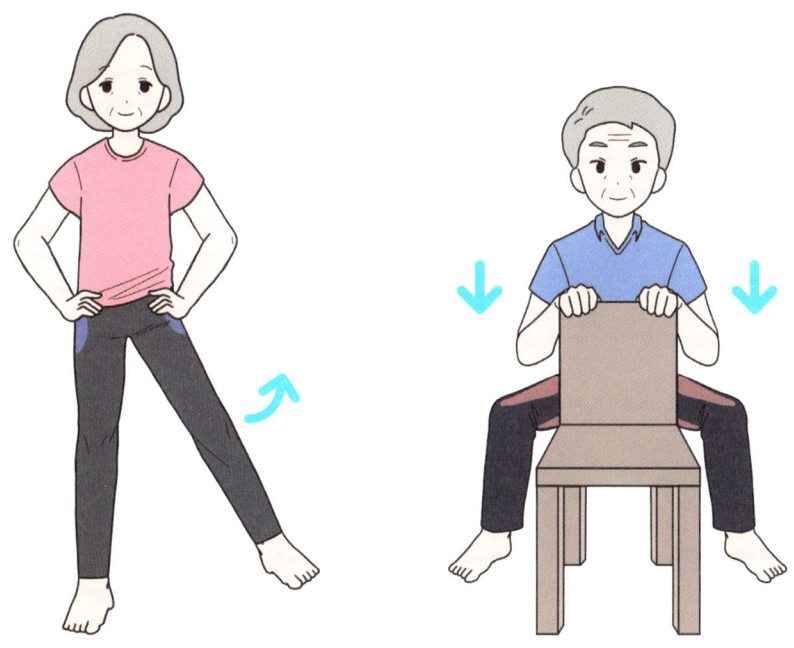

> 다리 옆으로 벌리기 운동 시, 다리를 과하게 들지 않도록 한다.

> 다리 넓게 벌려 쪼그려 앉기 운동 시, 척추를 동그랗게 말아준다.

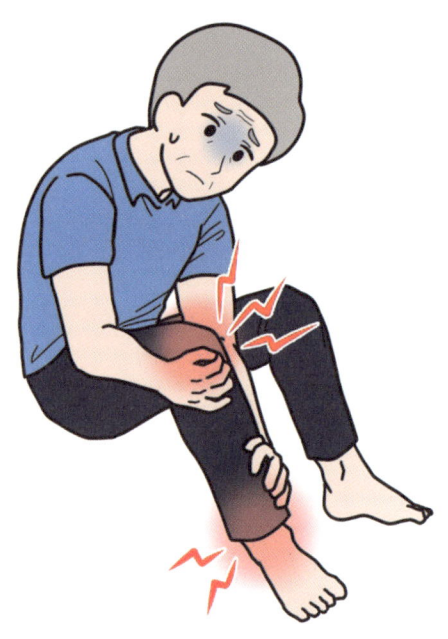

두 다리로 활기찬 일상 만들기

비가 오는 날이면 무릎이 아프신가요?
다리가 자주 붓거나, 잠을 자다가도 다리에 쥐가나서
잠을 설치시나요?

걷거나 뛸 때, 앉았다 일어날 때, 계단을 오를 때
일상생활에서 무릎과 발은 체중 부하로 인한 영향을 많이 받습니다.
하지 근육이 약화되면 발 모양이 변형되고, 발바닥이 무너지면서
균형감각을 감소시키는 원인이 됩니다.

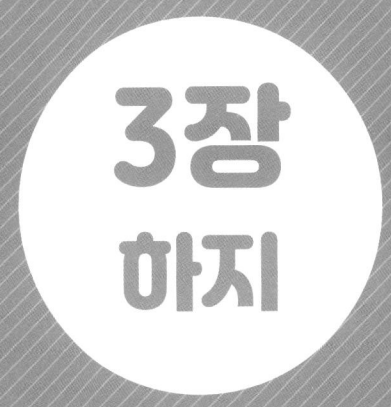

허벅지, 종아리 운동

3장에서 학습할 하지 운동은
허벅지 근육을 강화해주어 무릎을 굽히고 펴는데 도움을 줍니다.
또한, 종아리 근육이 발목을 안정성있게 지지해주고
발바닥 아치를 형성하여 통증과 피로를 줄여줍니다.
이제 하지 운동을 시작해볼까요?

다리 교차한 자세에서 앉기

 ## 따라하기

1 준비하기

다리를 교차한 자세에서 앞쪽 다리의 발뒤꿈치와 뒤쪽 다리의 발가락 사이를 0.5~1미터 간격으로 벌려서 서줍니다.

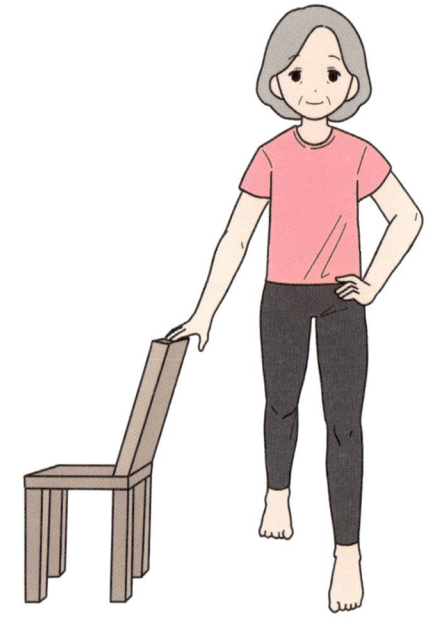

2 운동하기

몸통을 바로 세운 상태를 유지하면서 뒤쪽 무릎이 바닥에 닿기 직전까지 내려갑니다.

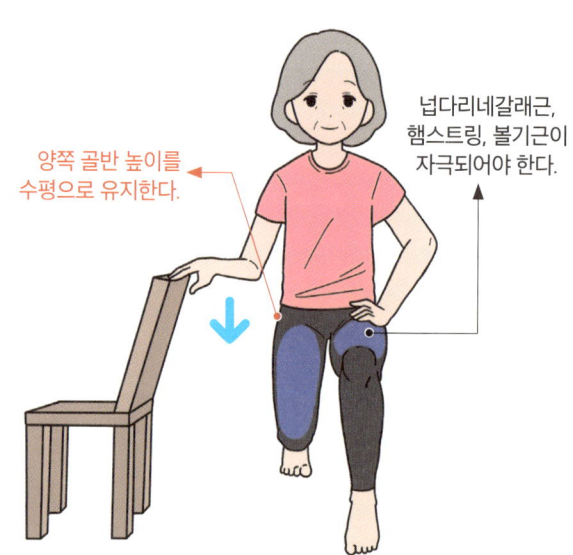

양쪽 골반 높이를 수평으로 유지한다.

넙다리네갈래근, 햄스트링, 볼기근이 자극되어야 한다.

3 반복하기

처음 동작으로 돌아간 후, 10회씩 2세트 반복합니다.

4 기억하기

- 넙다리네갈래근, 뒤넙다리근, 볼기근 강화
- 균형 유지 및 협응 능력 개선

영상으로 확인해보세요

5 집중하기

- 가슴을 든 상태를 유지하여 척추를 세워줍니다.
- 바닥으로 내려갈 때 허벅지 앞, 뒤를 사용하여 자세를 유지합니다.

기록하기

운동한 날짜	운동한 시간	운동한 장소
년 / 월 / 일	오전 / 오후	

운동 횟수		운동 이름
회	세트	

오늘 따라한 운동의 강도는 어떠셨는지 체크해 보세요. (운동 자각도)

① ② ③ ④ ⑤ ⑥ ⑦ ⑧ ⑨ ⑩

전혀 힘들지 않다   보통이다   매우 힘들다

앉아서 다리 들기

 **따라하기**

1 준비하기

의자에 앉은 자세에서 양발을 골반 너비로 벌리고 상체를 곧게 세워줍니다.

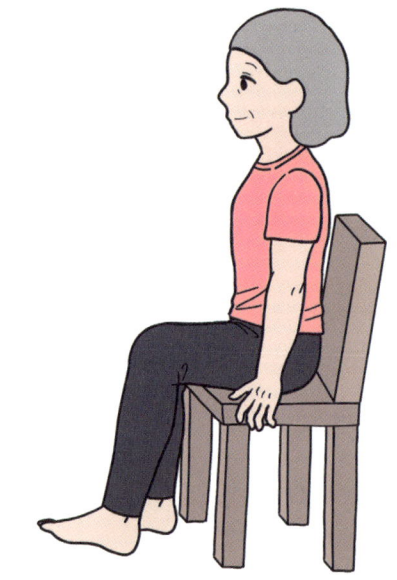

2 운동하기

발등을 당긴 상태를 유지하면서 무릎이 곧게 펴질 때까지 다리를 들어 올립니다.

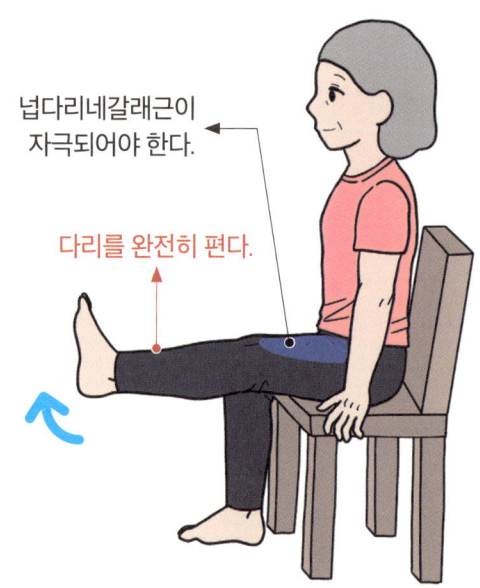

넙다리네갈래근이 자극되어야 한다.

다리를 완전히 편다.

3 반복하기

처음 동작으로 돌아간 후, 10회씩 2세트 반복합니다.

4 기억하기

- ✓ 넙다리네갈래근 강화
- ✓ 무릎 통증 개선

영상으로 확인해보세요

5 집중하기

- ✓ 발등을 당긴 상태를 유지하여 종아리 근육 사용을 줄입니다.

기록하기

운동한 날짜	운동한 시간	운동한 장소
년 / 월 / 일	오전 / 오후	
운동 횟수		운동 이름
회	세트	

오늘 따라한 운동의 강도는 어떠셨는지 체크해 보세요. (운동 자각도)

① ② ③ ④ ⑤ ⑥ ⑦ ⑧ ⑨ ⑩

전혀 힘들지 않다   보통이다   매우 힘들다

문제풀기

1. 다음 중 다리 교차한 자세에서 앉기의 운동하기 자세는 무엇일까요?

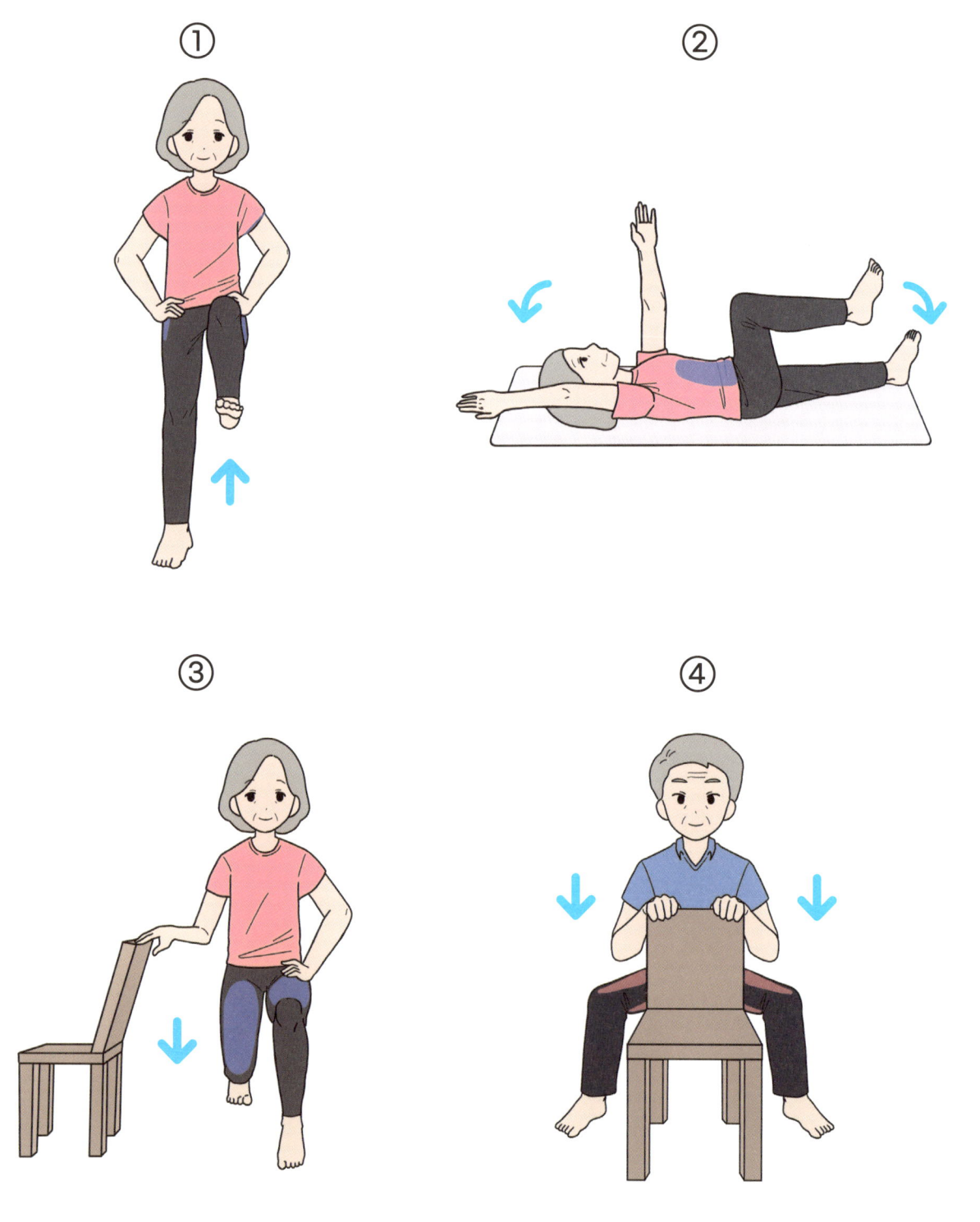

문제풀기

2. 앉아서 다리 들기 운동을 할 때, 다리는 어느 방향으로 움직여야 할까요? 올바른 방향에 동그라미로 표시해 보세요.

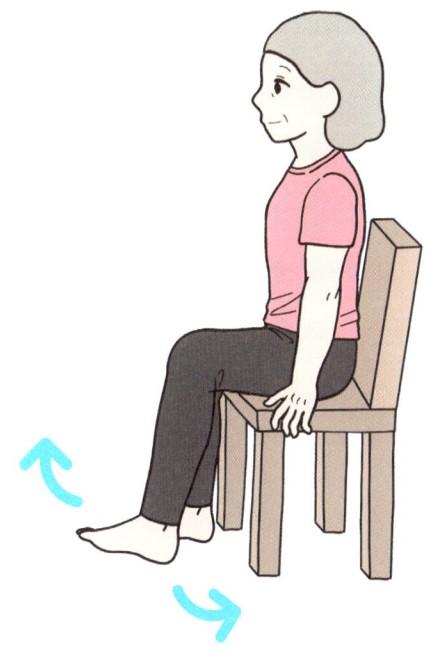

3. 다리 교차한 자세에서 앉기 OX 퀴즈

> 몸통을 바로 세운 상태를 유지해야 한다.

> 뒤쪽 무릎이 바닥에 닿기 직전까지만 내려간다.

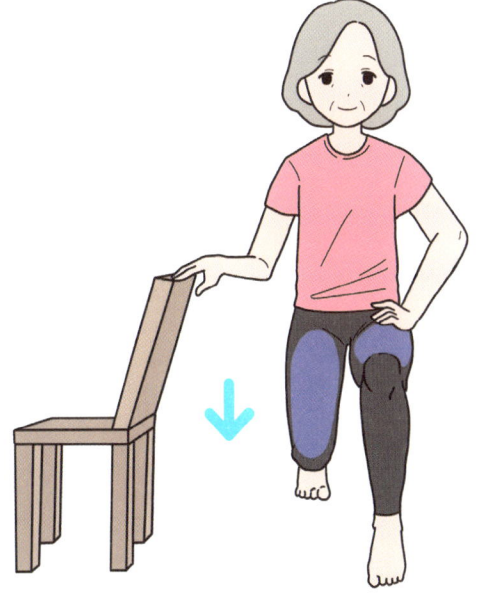

4. 앉아서 다리 들기 OX 퀴즈

> 다리를 들어 올릴 때는 발등을 당긴 상태를 유지한다.

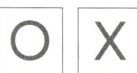

> 무릎이 곧게 펴지기 전까지만 다리를 들어 올린다.

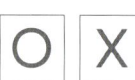

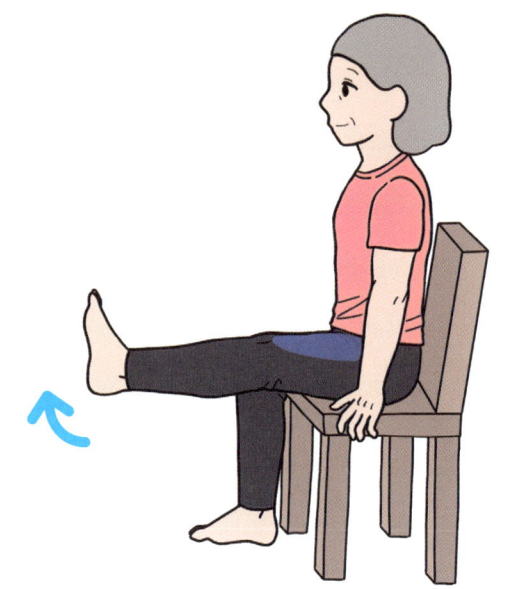

5. 다음은 다리 교차한 자세에서 앉기 운동의 주의사항에 대한 설명입니다. 빈칸에 들어갈 올바른 단어를 적어보세요.

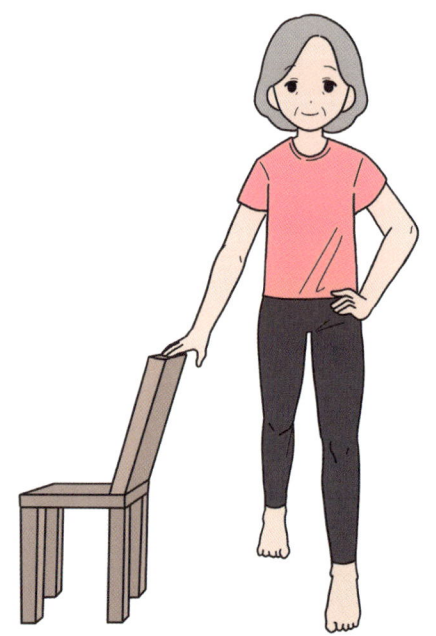
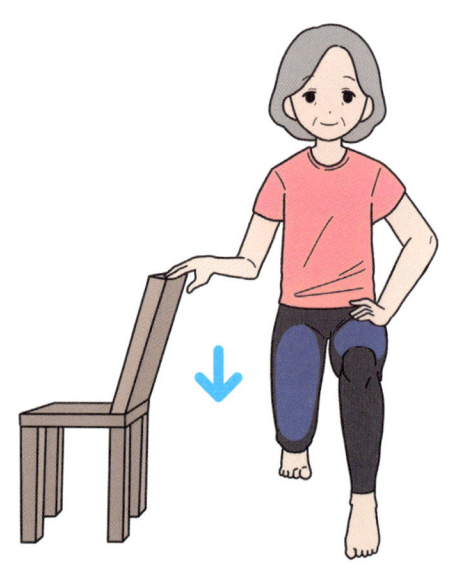

> 이 운동을 할 때는 양쪽 (　　　　)의 높이를 수평으로 유지한다.

문제풀기

6. 다리 교차한 자세에서 앉기 운동을 하려고 합니다. 왼쪽 다리를 앞에 두고 운동을 할 때, 의자는 어느 위치에 놓아야 할까요? 올바른 위치에 동그라미로 표시해 보세요.

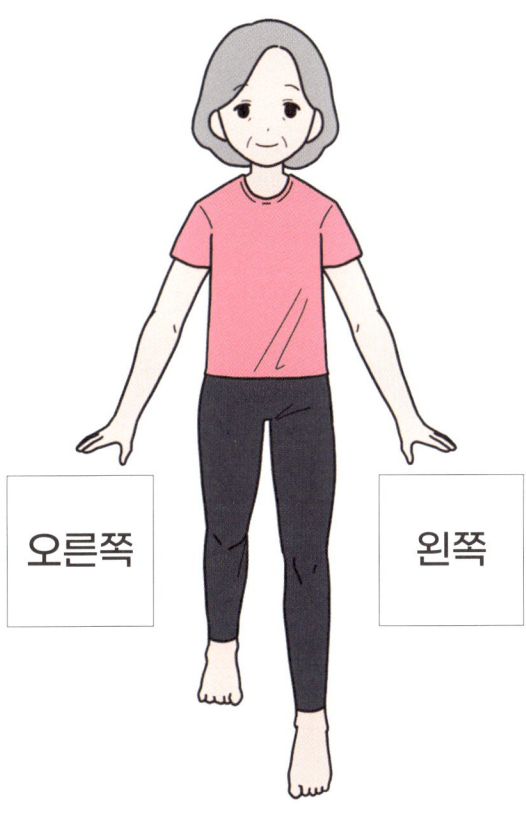

앉아서 발목 당기기

 ## 따라하기

① 준비하기

의자에 앉은 자세에서 양발을 골반 너비로 벌리고 상체를 곧게 세워줍니다.

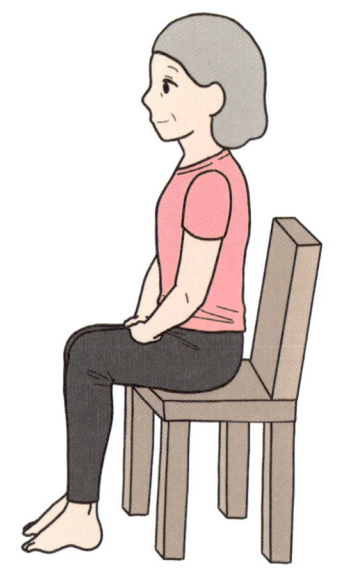

② 운동하기

발가락이 정면을 바라본 상태를 유지하면서 발등을 위쪽으로 당겨줍니다.

앞정강근이 자극되어야 한다.

발가락이 바깥쪽으로 돌아가지 않게 한다.

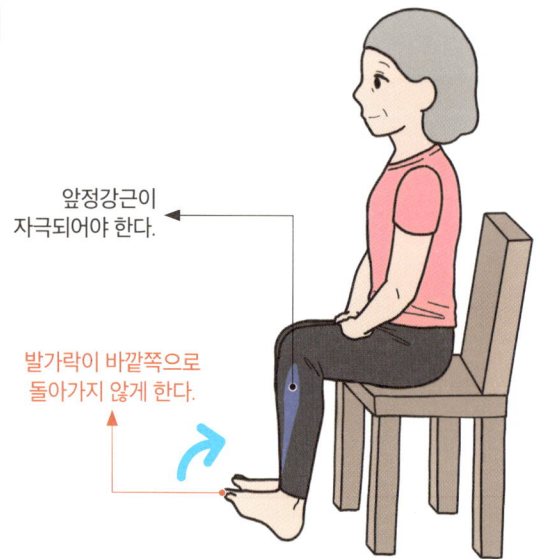

③ 반복하기

처음 동작으로 돌아간 후, 10회씩 2세트 반복합니다.

4 기억하기 >

- ✓ 앞정강근 강화
- ✓ 바닥에 발 걸림 감소, 균형 및 보행 능력 향상

영상으로 확인해보세요

5 집중하기 >

- ✓ 뒤꿈치를 바닥에 고정시키고 발등을 위로 들어 올립니다.

 **기록하기**

운동한 날짜	운동한 시간	운동한 장소
년 / 월 / 일	오전 / 오후	

운동 횟수		운동 이름
회	세트	

오늘 따라한 운동의 강도는 어떠셨는지 체크해 보세요. (운동 자각도)

① ② ③ ④ ⑤ ⑥ ⑦ ⑧ ⑨ ⑩

전혀 힘들지 않다　　　　보통이다　　　　매우 힘들다

3장 하지 | 65

서서 종아리 들어 올리기

 ## 따라하기

1 준비하기 >

서 있는 자세에서 다리를 11자 골반 너비로 벌리고 양손으로 의자를 잡습니다.

2 운동하기 >

상체를 곧게 세운 상태를 유지하면서 발뒤꿈치를 들어 올립니다.

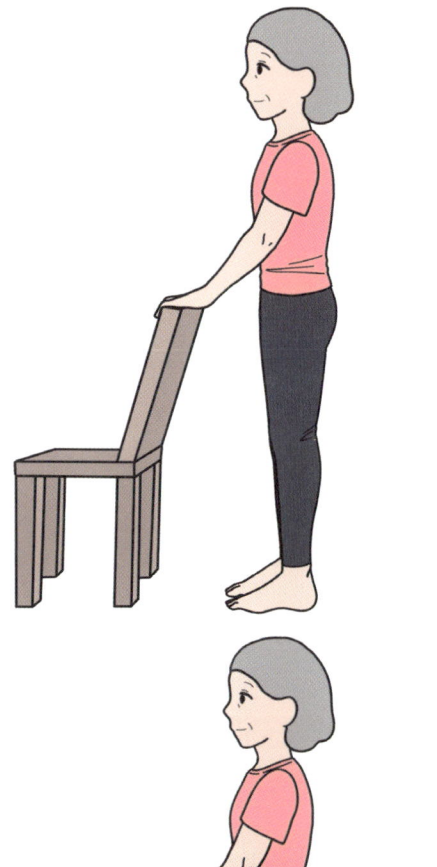

뒤정강근, 종아리 근육이 자극되어야 한다.

발이 돌아가지 않도록 한다

3 반복하기 >

처음 동작으로 돌아간 후, 10회씩 2세트 반복합니다.

④ 기억하기 >

- ✓ 종아리 근육, 뒤정강근 강화
- ✓ 혈액순환 개선, 무지외반증 및 평발 개선, 보행능력 향상

영상으로 확인해보세요

⑤ 집중하기 >

- ✓ 종아리 근육을 이용하여 균형을 유지합니다.
- ✓ 발가락 전체를 펴서 바닥에 지탱해줍니다.

 기록하기

운동한 날짜	운동한 시간	운동한 장소
년 / 월 / 일	오전 / 오후	
운동 횟수		운동 이름
회	세트	

오늘 따라한 운동의 강도는 어떠셨는지 체크해 보세요. (운동 자각도)

① ② ③ ④ ⑤ ⑥ ⑦ ⑧ ⑨ ⑩

전혀 힘들지 않다   보통이다   매우 힘들다

3장 하지 | 67

문제풀기

1. 다음 중 앉아서 발목 당기기의 운동하기 자세는 무엇일까요?

①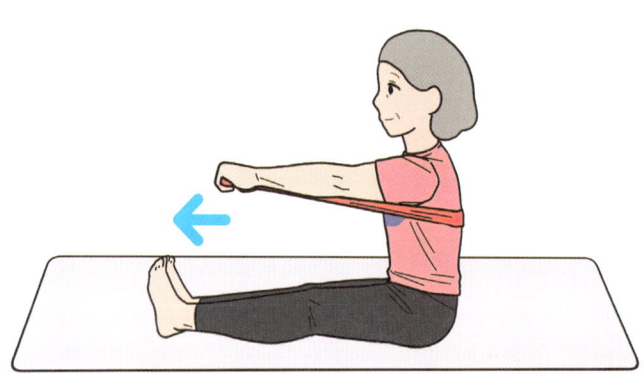

②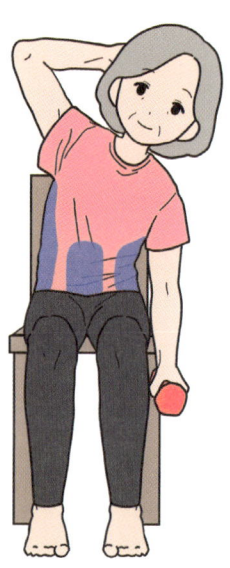

③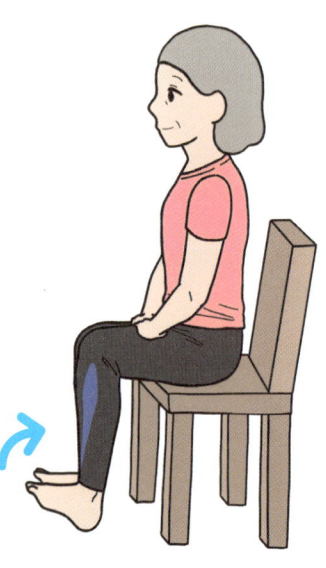

④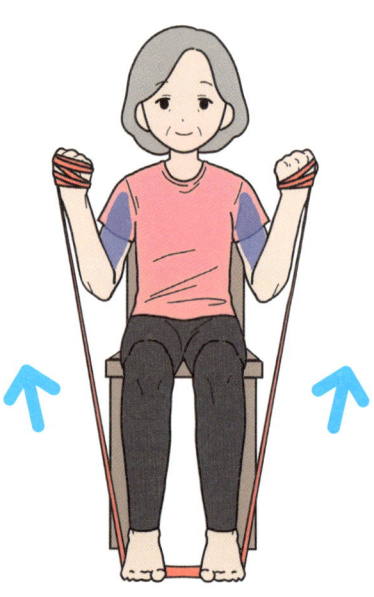

문제풀기

2. 서서 종아리 들어 올리기 운동을 할 때, 자극이 되는 부위를 적어 보세요.

(   )

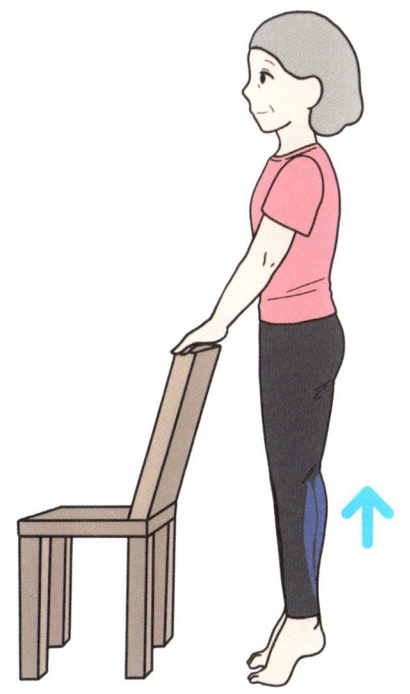

3. 서서 종아리 들어 올리기 OX 퀴즈

> 상체를 곧게 세운 상태를 유지하면서 운동한다.

> 발가락 전체를 바닥에 붙인 상태로 발뒤꿈치만 들어 올려준다.

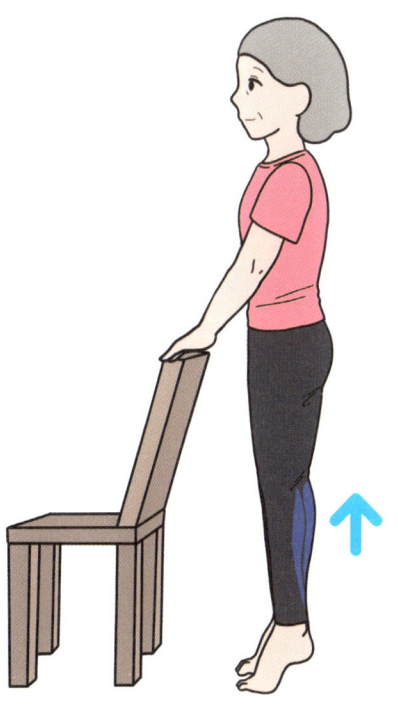

문제풀기

4. 앉아서 발목 당기기 운동을 할 때, 발은 어느 방향으로 움직여야 할까요? 올바른 방향에 동그라미로 표시해 보세요.

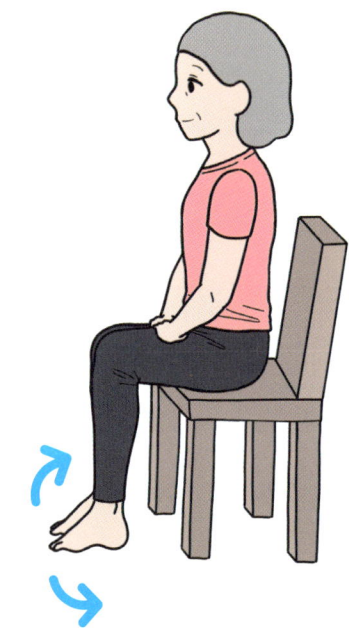

5. 다음은 앉아서 발목 당기기 운동에 대한 대화입니다. 빈칸에 들어갈 올바른 단어를 <보기>에서 골라 적어보세요.

선생님 : 앉아서 발목 당기기 운동을 할 때, 발가락은 어디를 향해야 할까요?

<보기>　　정면,　　바깥쪽,　　위쪽

영철 : 이 운동을 할 때는 발가락이 (　　　)을 향해야 합니다.

문제풀기

6. 서서 종아리 들어 올리기 운동을 할 때, 자극이 되는 부위에 동그라미로 표시해 보세요.

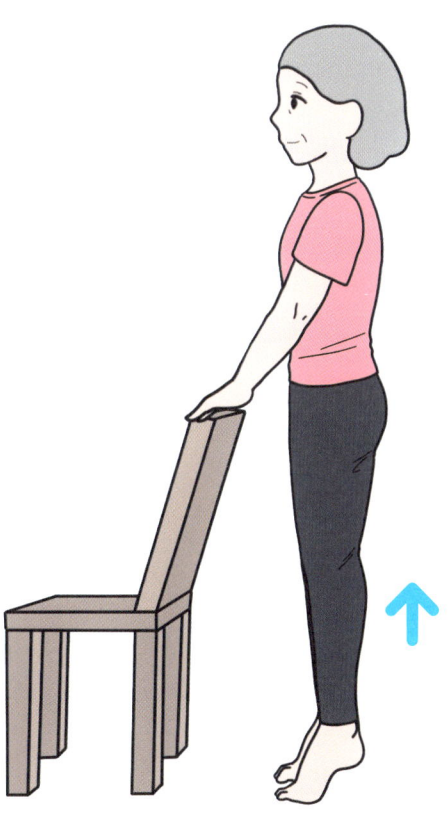

답안지

문제 구성표

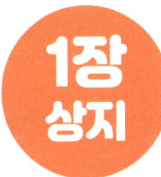 **1장 상지** 어깨, 팔 운동

옆으로 팔 들기
어깨 회전(앞쪽, 뒤쪽)으로 돌리기

1. ①
2. 1) X
   2) ○
3. 1) X
   2) ○
4.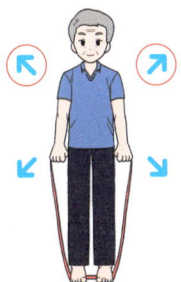
5. ③
6. ④

팔꿈치 펴기
팔 굽혀 들어 올리기

1. ③
2. 팔꿈치
3. 1) ○
   2) ○
4.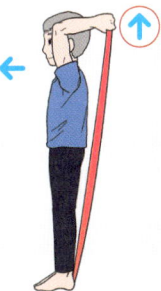
5. ①

2장 체간 가슴, 등, 코어, 허리, 엉덩이 운동

상체 들어 올리기
팔 앞으로 뻗기

1.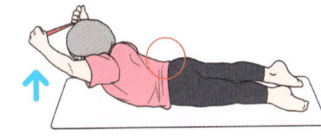
2. 가슴
3. 1) X
   2) ○
4. 1) ○
   2) X
5. ①, ②
6.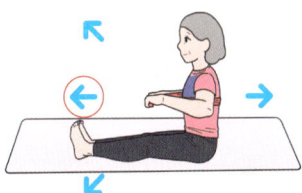

몸통 옆으로 구부리기
누워서 팔다리 멀리 보내기

1. 뒷통수, 덤벨
2. 1) X
   2) ○
3. ③
4. 옆구리
5. ①
6. 1) X
   2) ○
   3) ○

서서 다리 위로 올리기/옆으로 벌리기
다리 넓게 벌려 쪼그려 앉기

1. ㉮ : 위
   ㉯ : 옆
2. 1) X
   2) O
3.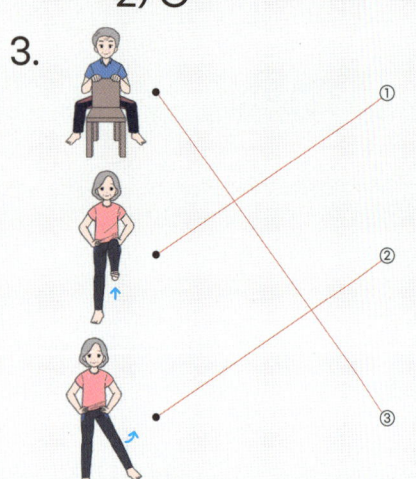
4. 무릎
5. 평행
6. 1) O
   2) X

3장 하지 — 허벅지, 종아리 운동

다리 교차한 자세에서 앉기
앉아서 다리 들기

1. ③
2.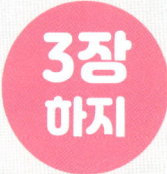
3. 1) O
   2) O
4. 1) O
   2) X
5. 골반
6.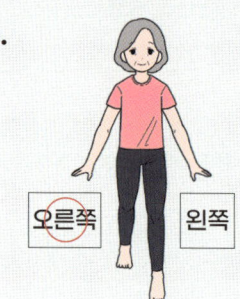

앉아서 발목 당기기
서서 종아리 들어 올리기

1. ③
2. 종아리
3. 1) O
   2) O
4.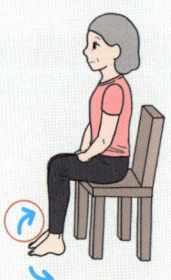
5. 정면
6.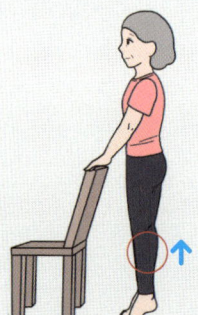

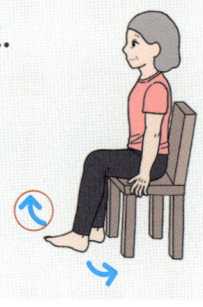

문제 구성표

구분	근육	운동요소	인지요소
1장 상지	어깨	운동자세	기억력
		운동자세	기억력
		운동자세	기억력
		운동방향	사고력
		가동범위	기억력
		보조도구	시지각력
	팔	운동자세	기억력
		운동자세	기억력
		주의사항	기억력
		운동방향	사고력
		보조도구	시지각력
2장 체간	가슴, 등	목표근육	사고력
		목표근육	기억력
		운동자세	기억력
		보조도구	시지각력
		주의사항	기억력
		운동방향	사고력
	코어	보조도구	기억력
		운동자세	기억력
		목표근육	집행기능
		운동자세	기억력
		목표근육	기억력
		운동자세	기억력
	허리, 엉덩이	운동방향	기억력
		운동순서	사고력
		운동자세	기억력
		운동자세	기억력
		가동범위	기억력
		주의사항	기억력
3장 하지	허벅지	운동자세	기억력
		운동방향	사고력
		운동자세	기억력
		운동자세	기억력
		주의사항	기억력
		보조도구	시공간력
	종아리	운동자세	기억력
		목표근육	기억력
		운동자세	기억력
		운동방향	사고력
		운동방향	기억력
		목표근육	사고력

근육과 두뇌, 그 놀라운 상호작용
근육테크를 위한 워크북

펴낸날 2024년 12월 15일
지은이 김지연, 이문진, 성준영
펴낸이 김웅택
일러스트 이소희
디자인 김미란

펴낸곳 애드밴
등록번호 제301-2009-086호
출판등록 2009. 04. 20
주 소 서울 중구 삼일대로2길 80, 402호
전 화 02) 2264-8494
이메일 regio21@naver.com

© 김지연 이문진 성준영 2024
ISBN 979-11-988020-2-6 13510
값 18,000원

이 책의 판권은 지은이와 애드밴에 있습니다. 내용의 전부 또는 일부를 재사용하려면 반드시 양측의 서면 동의를 받아야 합니다.